全国中医药行业高等教育"十四五"创新教材

# 医学显微形态学实验教程

（供中医学、临床医学、护理学等专业用）

主　编　刘慧萍　李迎秋
　　　　刘春燕　吴　霞

U0343409

全国百佳图书出版单位
中国中医药出版社
·北京·

**图书在版编目（CIP）数据**

医学显微形态学实验教程 / 刘慧萍等主编 . —北京：中国中医药出版社，2022.8
全国中医药行业高等教育"十四五"创新教材
ISBN 978 – 7 – 5132 – 7675 – 7

Ⅰ . ①医… Ⅱ . ①刘… Ⅲ . ①人体形态学—显微术—实验—中医学院—教材
Ⅳ . ① R32–33

中国版本图书馆 CIP 数据核字（2022）第 106857 号

中国中医药出版社出版
北京经济技术开发区科创十三街 31 号院二区 8 号楼
邮政编码　100176
传真　010–64405721
三河市同力彩印有限公司印刷
各地新华书店经销

开本 787×1092　1/16　印张 9.75　彩插 2　字数 267 千字
2022 年 8 月第 1 版　2022 年 8 月第 1 次印刷
书号　ISBN 978 – 7 – 5132 – 7675 – 7

定价　49.00 元
网址　www.cptcm.com

**服 务 热 线　010–64405510**
**购 书 热 线　010–89535836**
**维 权 打 假　010–64405753**

微信服务号　**zgzyycbs**
微商城网址　**https://kdt.im/LIdUGr**
官 方 微 博　**http://e.weibo.com/cptcm**
天猫旗舰店网址　**https://zgzyycbs.tmall.com**

如有印装质量问题请与本社出版部联系（010–64405510）

# 全国中医药行业高等教育"十四五"创新教材

## 《医学显微形态学实验教程》编委会

**主　审**　戴爱国

**主　编**　刘慧萍　李迎秋　刘春燕　吴　霞

**副主编**　佘　颜　张蒙夏　刘　畅　陶穗菲

　　　　　张国民　黄姗姗

**编　委**（以姓氏笔画为序）

丁　煌　卜兰兰　王桂云　文礼湘

朱　伟　刘　洋　刘梦琳　孙晓峰

李　丹　杨霄旭　吴小兰　肖贾丽珏

陈　沙　陈超龙　易　纯　罗　琳

周芳亮　周锦宏　屈　波　胡　思

唐　群　黄　娟　梁　琼　潘　坤

# 编写说明

　　医学显微形态学实验教程包括组织学与胚胎学、医学细胞生物学、医学遗传学、病理学四门学科的实验课程。组织学与胚胎学是研究机体微细结构和相关功能，以及从受精卵发育为新生个体过程和相关机制的学科；医学细胞生物学是研究生命现象的本质，探讨生命发生、发展规律的学科；医学遗传学是一门探讨疾病发生的遗传学机制及应用遗传学原理和技术进行疾病诊断、治疗和预防的学科；病理学是研究疾病的病因、发病机制、病理变化、结局和转归的医学基础学科。医学显微形态学实验教程主要借助显微镜观察组织细胞的形态结构，要求学生在光学显微镜下仔细观察切片中的组织细胞等微细结构，或借助组织细胞模型，或通过肉眼观察病理大体标本，辨别各种正常组织细胞的形态结构和疾病时的病理变化。通过这些实验观察，加深学生对理论知识的理解，培养其独立思考、分析和解决问题的能力。

　　为贯彻全国中医药大会精神，紧密对接新医科建设对中医药教育改革的新要求，《医学显微形态学实验教程》编委会结合综合评价中发现的问题，对本教程进行整体优化，力求更好地服务院校人才培养和学科专业建设，促进中医药教育创新发展。本教程可与全国中医药行业高等教育"十四五"规划教材、国家卫生和计划生育委员会"十四五"规划教材《组织学与胚胎学》《医学细胞生物学》《医学遗传学》《病理学》配套使用。

　　本教程内容充实、完整，体现了多学科知识融合的特点，并将数字化信息技术引入实验教学，开展显微形态学数字化虚拟实验，进行线上线下混合式教学，扩展了学习空间。本教程内容注重实用，联系临床，既有基本的常规验证性实验，又充实了新开设的综合性实验，并把典型的临床病案引入实验教学，开展 PBL 教学。

　　本教程适用于中医学、中西医临床医学、针灸推拿学、临床医学、口腔医学、医学影像学、护理学、康复学专业本科生、研究生实验课程教学，也可供中药学、药学、药物制剂学等专业本科生、研究生使用，还可作为从事生物学、生物化学、药物研发、毒理学、卫生学、环境科学等工作研究人员的参考用书。

由于本教程涉及学科多，技术发展快，若有疏漏或不足之处，恳请使用者提出宝贵意见和建议，以便再版时修订提高。

《医学显微形态学实验教程》编委会

2022 年 4 月

# 目　录

第一章　绪论 ……………………………………… 1
　第一节　显微形态学实验概述 …… 1
　第二节　显微形态学实验的分类 … 2
　第三节　显微形态学实验教学要求及
　　　　　注意事项 …………… 3

第二章　显微形态学实验设计 …… 5
　第一节　实验设计原理和方法 …… 5
　第二节　显微形态学设计性实验 … 9

第三章　显微形态学常用仪器设备
　　　　　介绍 …………………… 11
　第一节　光学显微镜的介绍 …… 11
　第二节　其他仪器设备的介绍 …… 17

第四章　数字化虚拟技术在显微形
　　　　　态学实验中的应用 ……… 26
　第一节　数字化切片教学系统 …… 26
　第二节　胚胎学数字化教学系统 …28

第五章　显微形态学实验基本操作
　　　　　技术 …………………… 34
　　实验一　苏木素-伊红（HE）染色
　　　　　　技术 ………………… 34
　　实验二　免疫组织化学技术 …… 36
　　实验三　免疫荧光组织化学技术 …37
　　实验四　TUNEL 法检测细胞凋亡
　　　　　　技术 ………………… 38

第六章　组织学与胚胎学实验 …… 39
　第一部分　组织学 ……………… 39
　　实验一　上皮组织 …………… 39
　　实验二　固有结缔组织 ……… 42
　　实验三　血液 ………………… 44
　　实验四　骨组织与软骨组织 …… 45
　　实验五　肌组织 ……………… 48
　　实验六　神经组织 …………… 50
　　实验七　循环系统 …………… 52
　　实验八　免疫系统 …………… 54
　　实验九　消化系统 …………… 56
　　实验十　呼吸系统 …………… 59
　　实验十一　泌尿系统 ………… 61
　　实验十二　生殖系统 ………… 63
　　实验十三　内分泌系统 ……… 68
　　实验十四　眼和耳 …………… 70
　　实验十五　皮肤 ……………… 72
　第二部分　胚胎学 ……………… 74
　　实验十六　胚胎发生总论 …… 75
　　实验十七　胚胎发生各论 …… 80

第七章　医学细胞生物学实验 …… 88
　　实验一　动物细胞的形态结构观察
　　　　　　和显微测定 ………… 88
　　实验二　线粒体和液泡系的活体
　　　　　　染色 ………………… 92
　　实验三　细胞计数和细胞活力

　　　　　　　检测 ……………………94
　　实验四　细胞膜的渗透性 ………97
　　实验五　细胞中微丝的染色和形态
　　　　　　　观察 ………………………98
　　实验六　细胞的有丝分裂 ……100

**第八章　医学遗传学实验** ………103
　　实验一　人类性状的调查与遗传
　　　　　　　分析 ……………………103
　　实验二　人类 G 显带染色体核型
　　　　　　　分析 ……………………106
　　实验三　人类皮纹分析 ………111

**第九章　病理学实验** ……………115
　　实验一　细胞、组织的适应、损

伤与修复 …………… 115
实验二　局部血液循环障碍 … 117
实验三　炎　症 …………… 119
实验四　肿　瘤 …………… 122
实验五　心血管系统疾病 …… 127
实验六　呼吸系统疾病 …… 130
实验七　消化系统疾病 …… 134
实验八　泌尿系统疾病 …… 137
实验九　生殖系统和乳腺疾病… 140
实验十　内分泌系统疾病 …… 142
实验十一　神经系统疾病 …… 143
实验十二　感染性疾病 …… 144

**附：彩图** ……………………… 149

# 第一章　绪　论 ▷▷▷▷

## 第一节　显微形态学实验概述

### 一、显微形态学实验的性质及特点

显微形态学实验课程具有独立性、系统性和综合性的特点。它着重培养医学生的医学基础知识、系统整合能力及应用于科研实践的能力，掌握由正常细胞、组织到病理改变的一系列动态演变过程，认识显微形态学是连接医学细胞生物学 – 医学遗传学 – 组织胚胎学 – 病理学 – 临床之间的纽带，最终建立系统与系统之间的整体概念，为将来开展临床知识学习和专业研究工作打下坚实的基础。

### 二、显微形态学实验的内容及意义

#### （一）显微形态学实验的内容

1. 学习和掌握显微形态学实验的基本知识：包括显微形态学实验常用仪器设备的使用知识、实验室安全及防护知识等。

2. 了解显微形态学实验的部分技术：包括切片的制作、染色及镜下观察等。

#### （二）显微形态学实验的意义

根据显微形态学实验的性质、特点及内容，我们主要从以下三个方面来培养学生的实验操作能力及科研创新能力。

1. 通过课程学习与实践，激发学生学习兴趣，培养学生尊重科学、热爱科学、勇于探索的优秀品质，以及团结协作、不畏艰辛、刻苦钻研、勇攀医学高峰的综合素质和科学研究素养。

2. 通过实验基本知识的学习，让学生掌握光学显微镜的基本操作方法。显微形态学实验具有可视性的直观特点，光学显微镜为其学习使用的基本仪器，学生需要熟悉光学显微镜的基本操作方法及镜下视野绘图并分析，从而为今后的进一步学习打下坚实的实验基础。

3. 通过学习和了解显微形态学实验技术，引导学生探索医学知识，培养学生自主学习能力，为将来临床实践和科学研究奠定一定的基础。

### 三、显微形态学实验的改革和发展

#### （一）显微形态学实验内容的改革

改革初期，由于显微形态学实验教学课程主要是借助光学显微镜观察切片，存在实验内容重复、场地重复建设、设备利用率低、学生参与度低等一系列问题。鉴于此，21世纪初，我国医学院校逐渐成立独立的显微形态实验中心，相关实验课内容得到整合、精简，很大程度地减少了教学资源的浪费，大大提高设备利用度、学生参与度。

#### （二）显微形态学实验教学方式的改革

随着科学技术的日新月异，显微形态实验课程的教学方式也在不断改进和完善。由传统的单一讲授式教学发展为多种现代化科技手段的综合运用。比如虚拟教学系统的使用、线上线下相结合的教学、翻转课堂的开设、案例讨论式教学等。通过多种上课方式的运用，既提高了学生学习兴趣，又提升了教学效率。

#### （三）显微形态学实验发展前景

显微形态学实验教学是基础医学教学中很重要的一部分，它不仅能使学生的理论知识得以验证和巩固，还能培养学生实验的基本技能。今后，显微形态学实验将在科学技术的促进下，实现大体标本的虚拟数字化互动，为各学科提供优质的实验教学资源，进一步提高平台的资源利用率，从而实现资源的全面开放和高度共享。

## 第二节　显微形态学实验的分类

### 一、根据实验学科分类

根据实验学科，显微形态学实验可分为医学细胞生物学实验、医学遗传学实验、组织学与胚胎学实验、病理学实验等。

### 二、根据实验内容分类

根据实验内容，显微形态学实验可分为呼吸系统、消化系统、循环系统、神经系统、泌尿系统等正常与病变形态。

### 三、根据实验层次分类

根据实验层次，显微形态学实验可分为基础性实验、融合性实验、创新性实验等。

# 第三节　显微形态学实验教学要求及注意事项

## 一、显微形态学实验教学要求

### （一）实验前

仔细阅读本课程和有关课程的讲义，了解实验的目的、要求、步骤和操作程序。充分理解实验设计原理，预测实验结果。

### （二）实验中

1. 遵守课堂纪律，准时到达实验室，中途因故外出或早退应向教师请假。

2. 保持实验室的整洁，实验器材的摆放力求整齐、稳当。

3. 检查实验器材是否完备，熟悉实验仪器的性能和基本操作方法。

4. 严格按实验程序认真操作，不得进行与实验无关的活动。实验操作遇有疑难时，要随时找教师解决。

5. 爱护实验器材、实验动物和标本，节省实验耗材、药物和试剂。

6. 注意安全，严防触电、火灾、被动物咬伤及中毒事故的发生。

7. 应培养严谨求实的科学态度，仔细、耐心地观察实验过程中出现的现象，真实客观地记录实验结果，并加上必要的文字注释，有时还需要绘制图形或曲线进行分析。实验中的每项结果都应随时记录，不可单凭记忆，更不可随意修改，以免发生错误或遗漏。实验报告中应尽可能使用原始结果，若原始记录图只有一份，其他同学可采用复印等办法加以解决。

8. 实验中取得的结果，应思考：①取得了什么结果？②为什么出现这种结果？③这种结果有什么理论或实际意义？④若出现非预期结果，其原因是什么？

### （三）实验后

1. 清点、擦洗干净手术器械，整理仪器。如果器械有损坏或缺少，立即向教师报告，及时归还教学切片。

2. 动物尸体、标本、纸片和废品应放到指定地点，不能随地乱丢，严禁丢到水池中，以免堵塞排水管。实验台应清理干净。某些试剂或药品可能有毒，或混合后会产生某种毒性，或可能会污染环境，应听从教师的安排，注意安全，适当存放或进行必要的处理。严禁乱放乱弃。要树立牢固的自身安全和环境保护意识。

3. 值日生应搞好实验室的清洁卫生工作，离开实验室前应关水龙头、关窗、关灯、关门。

4. 整理、分析实验结果，认真书写实验报告，按时递交任课教师批阅。

## 二、显微形态学绘图方法和注意事项

1. 自备黑色 HB 铅笔（或红蓝铅笔）、橡皮、直尺、削笔刀及绘图纸（或实验报告纸）。

2. 绘图必须准确、真实、明了、整洁有序，按标本绘制，不得抄袭。

3. 绘图时，左眼注视目镜，右眼看图纸绘图。每幅图的大小、位置、各部比例分配适宜。先用铅笔轻轻描出轮廓，经修正后再正式绘出。

4. 生物学实验所要求的图，用粗细线条表示范围，用密集圆点表示浓或暗，用疏点表示淡或明。要求轮廓清楚，线条光滑，不涂色，不投影，浓淡衬托适宜。每幅图的下方写出该图名称和放大倍数，由图向右侧引出平行线，注明各部名称（不得已也可在左侧注字），注字要用楷书，各结构名称的最末一个字应在一条直线上。

5. 每次实验结束，将图送交教师审阅，记入平时成绩。

# 第二章　显微形态学实验设计 ▷▷▷▷

　　医学实验研究是以科学的观点和方法探索与医学相关的未知或未全知的事物或者现象的本质和规律的一种认识和实践。医学实验研究的基本过程主要包括立题、实验设计、实验开展（预试验和正式实验）、实验资料的收集整理、数据整理和统计分析、总结和完成论文等部分。实验设计是科研计划的具体实施方案，可以依据研究目的，规定具体的研究任务和所要采取的技术路线和方法；另外用较为经济的人力和时间最大限度地减少误差，获得可靠的结果；同时它还能更好地培养医学生的实践能力、知识综合运用能力和创新意识，确保项目顺利进行。

## 第一节　实验设计原理和方法

### 一、实验设计的意义

　　实验设计前需要历经提出科学问题、把握研究方向，也就是立题的过程。这是一个创造性思维的过程，需要查阅大量的文献资料及实践资料，了解本研究近年来已取得的成果和存在的问题，找出要探索的研究关键所在，提出新的科学假说，从而确定设计方向。

### 二、实验研究的基本程序

#### （一）选题过程

　　**1. 选题的来源及原则**　选题主要来源于实际工作需要解决的问题、生活中观察来的问题以及文献检索或者课题申报公布的问题。选题过程中需要遵循五大实验设计原则，即实用性原则、创新性原则、可行性原则、科学性原则和效能性原则。

　　（1）实用性原则　尽量选择在医学事业的发展、医疗、教学及科研上有需要或者迫切需要解决的关键问题，选择前人没有解决或者没有完全解决的问题，重点解决在医学基础理论及疾病预防、诊断、治疗和康复等各个环节上的相关问题。

　　（2）创新性原则　就是选题的先进性和新颖性。要有新的发现、新的观点、新的认识、新的成果。包括前人没有过的新学说和新发明，或者在前人研究基础上继续深入探索，提出新的见解和理论。

　　（3）可行性原则　就是选题的可操作性。选题要结合实际情况，考虑有无实现研究的主客观条件。

（4）科学性原则　选题应有充分的科学依据，与已有的科学理论和科学规律及定律相符，反映客观规律，有充分依据，经得起重复。在科研选题方向上必须保持正确、合理和科学性的指导原则，在此基础上开展研学研究工作。

（5）效能性原则　就是选题的效益性。从选题开始就应该注意经济上的合理性，在仪器设备的添置和实验设计上，应尽量避免或减少盲目性。应使实验课题具有完善程度高、副作用小、在计划时间内能够完成、成功后便于推广且易于普及的特点。

**2. 选题的内容**

（1）初始意念或者提出问题　基于对医学事业中亟待解决的问题，提出科研选题方向。

（2）查阅文献　不管是选题的确定还是实验方案的提出，都离不开大量文献的查阅。查阅大量的文献不仅可以明确研究背景、熟悉研究方法、明确选择的实验动物模型，还可以排除不必要的科学研究重复。

（3）假说形成　是对实验的预期结果，关系着实验研究的目的性、计划性和预见性。一个完整假说的提出需要经过以下四个阶段：观察和记录所有的相关信息；分析和归类这些信息；在这些信息的基础上，发现问题、提出问题，进而明确研究目标；针对发现的问题提出假说，明确研究的意义。

（4）陈述问题　这是对初期思维及选题的总结，进一步为实验设计和处理指明方向。

## （二）实验过程

**1. 实验设计**　实验设计分为专业设计和统计设计。实验设计的基本目的就是观察被试因素施加于受试对象而发生的实验效应，然后根据反应性质与大小判断它的作用或效果。因此实验设计主要包括三大基本要素，即处理因素、受试对象和实验效应等。

（1）处理因素　处理因素即对实验对象施加的某种外部干预。给实验动物以各种处理，包括接种细菌、毒素等生物病菌；给予化学制剂或药物；进行创伤、烧伤等物理刺激等。处理实验对象的目的主要有两个方面：一是复制人类疾病的动物模型，观察其发病机制；二是进行实验治疗，观察药物或其他治疗手段的疗效。

（2）受试对象　受试对象主要包括人和动物。选择合适的实验动物对实验的成功有重要的意义，选择的要求主要包括以下几点。

①稳定性：受试对象对处理因素有较大的稳定性，可减少实验误差，是选择受试对象的基本要求。

②经济性：受试对象易得、便宜。

③可行性：受试对象易处理及易采取标本。

④相似性：受试对象采用的实验动物尽可能与人体近似。

（3）实验效应　设计一些好的实验效应是体现实验的先进性和创新性的重要环节。实验效应是反映实验对象在经过处理前后发生生理或病理变化的标志。它包括计数指标

（定性指标）和计量指标（定量指标）、主观指标和客观指标等。指标的选定需符合特异性原则、客观性原则、重现性原则及灵敏性原则等。

**2. 实验观察和数据的记录**　根据实验过程中的实验报表资料、日常工作记录、专题研究实验数据和现场实况资料做好实验记录。

**3. 数据资料的录入**　原始数据录入的过程必须遵循便于录入、便于核查、便于转换、便于分析的原则。

（1）计量资料　通过对观察单位测量取得数值，其值一般有度量衡单位。如身高、体重、血压、脉搏、白细胞等。此类资料具有计量单位。

（2）分析计量资料　常用平均数、标准差、$t$检验、方差分析、相关与回归分析等。

（3）计数资料　将观察单位按某种属性或类别分组，然后清点各组的观察单位数。如性别、血型、民族、职称、某病的治愈和未愈数等。

（4）分析计数资料　常用率、构成比、$\chi^2$检验等。

（5）等级资料　将观察单位不同程度分组，然后清点各组的观察单位数。如疗效可分为治愈、显效、好转、无效。如尿蛋白化验结果分为 +、++、+++ 等。这类资料具有计数资料的性质，但所分各组又是按一定顺序如由轻到重、由小到大排列的。

## （三）数据处理过程

**1. 数据的处理**　医学数据处理的核心思想是，在数据处理环节控制或消除非随机误差，保证统计分析建立在真实的抽样误差基础上。

（1）误差的表现形式

①生物的差异性：生物的个体差异统称变异，客观存在，来源于随机误差。

②感官误差：由于视觉、听觉、实觉和触觉等感官判定某项指标时所引起的误差。这其中既包括操作者又包括受检者，还与技术的熟练程度有关。

③条件误差：实验条件不同引起的误差，如仪器、操作、用具、室温、照明、季节及饲养动物条件等。实验条件不同时，容易出现假阳性错误或假阴性错误。

④分配误差：由于分组时不经意随机化所引起的误差。

⑤非均匀误差：由于抽样不均发生的误差。

⑥顺序误差：由于实验时不改变顺序，总是按着一个固定的顺序进行而引起的误差。

⑦过失误差：由于实验者的主观片面、粗心大意引起的误差。如实验分组不合理，主观选择受试对象，实验组与对照组条件不均衡，记录遗漏或错误，操作不熟练或不按操作规程，以及读数或计算错误引起的误差。

⑧估计误差：对观察结果进行分析和评价时发生的误差。

（2）误差的性质

①系统误差：实验测定中由于未发现或未确定的因素所引起的误差，带有方向性和系统性。产生的原因往往是可知的或可掌握的。

②偶然误差：由某些暂时无法控制的微小因素引起的误差，属于随机误差，无法

避免。

（3）误差的控制

①实验设计阶段：对实验对象的选择（纳入、排除标准）、样本含量的确定、随机化分组与抽样、分层抽样、对照的设定等进行误差控制。

②实验实施阶段：盲法试验、实验标准、规章制度、失访、技术人员水平、记录的完整。

**2. 统计分析**

（1）直接分析法　在实验范围内的全部实验结果中，通过直观对比，选取最佳点。由于最佳结果是直接实验得到的，其结论比较可靠。

（2）因素 - 指标关系趋势图分析法　即计算因素各个水平的平均实验指标，以因素的水平为横坐标，以平均指标为纵坐标，绘制因素 - 指标关系趋势图，然后找出各因素的水平与实验指标的变化规律。

（3）极差分析法　这里的极差是指因素的各个水平下的实验指标最大值与最小值之间的差值。极差的大小可以反映出实验中各因素所起作用的大小。通常，极差大的因素是重要的因素，而极差小的因素是不重要的因素。所以，根据极差的大小，可以排列出各因素的主次顺序。

（4）方差分析法　设法从整个实验结果的差异中，将因各种条件因素所引起的方差与因实验误差所引起的方差分离出来，然后检验各种条件因素对实验结果的影响是否显著。方差分析是对实验数据的定量分析，可以根据方差分析结果选择好的工艺条件或确定进一步的实验方向。

（5）回归分析法　根据实验结果定指标与因素间的定量关系，即建立回归方程式。

**3. 提出结论**　实验结论是对实验中的发现和结果进行总结、分析与整理的过程。是在分析实验结果的基础上得出概括性判断，或理论上简明总结。应简单扼要、切合实际，并与实验目的相呼应。

**4. 撰写论文**　实验论文的基本结构包括论文标题、署名、摘要、前言、材料与方法、结果、讨论、结论、参考文献。

（1）论文标题　应简短明了、开门见山，能准确地概括论文内容。标题与内容相符，一般字数不宜过多，不超过 20 个字为宜。

（2）摘要和关键词　摘要和关键词是论文的缩影，是全文的概括和浓缩。医学论文的摘要大多采用结构式摘要，即包括目的、方法、结果和结论 4 个要素。关键词是表示论文主题内容的规范名词或术语。可从论文标题或摘要中选取能代表论文主题内容的词或词组作为关键词；这些词最好与正式出版的主题词表或词典提供的规范词一致。

（3）前言　前言或者引言是论文的开场白，应该简明扼要地交代本研究的背景和目的。研究的背景包括同一领域前人所做的工作、国内外的进展、已解决和尚待解决的问题等。

（4）材料与方法　简明清晰地列出实验所用的材料，包括实验对象的详细信息；实验动物应标明品种、性别、体重等；药物应标明厂家、批号等；试剂应标明纯度，仪器应标明型号等；临床资料汇总应写明病例来源、一般资料等；实验方法的描述应清楚明了，包括分组方法、处理因素的施加方法、观测指标的测量方法等；临床试验还需标明诊断标准、纳入标准、排除标准、观察终点等。这一部分，还应该写明所采用的数据描述方法及统计学分析方法。

（5）结果　论文的核心部分，是将实验所得的原始资料或数据经过分析、归纳和进行统计学处理后得出来的，而不是原始数据的罗列。实验数据可用统计学或统计图直观清晰地表达，但对图表应有简短的文字表达。

（6）讨论　论文所要报道的中心内容，是将研究结果从感性认识提高到理性认识。讨论是对所得结果进行补充说明或解释，对结果进行分析、探讨，对可能的原因和机制提出见解并阐明观点。讨论还可将结果与当前国内外研究结论进行比较，提出新的见解并做评价。讨论中需要重点说明该项研究的创新性和先进性。写作方面，问题要论证充分、层次分明；如讨论的问题较多，可按内容进行分解，列出小标题，每段围绕一个论点加以论证。

（7）结论　是对实验研究的最后总结，是对研究简明扼要的概括。结论要文字简练、观点明确。

（8）参考文献　为撰写论文而引用的有关图书和期刊资料，引用参考文献时应按一定的顺序（文中出现的先后顺序或者被引作者名字的首字母顺序），在文后标注。参考文献是对前人成果及著作的认同与尊重，引用的参考文献应能代表相关课题目前的研究水平及现状，所引内容与论文所研究内容结合应贴切紧密。此外，参考文献的录入格式方面有一定的要求和规范。

# 第二节　显微形态学设计性实验

## 一、设计性实验的概念

设计性实验是指给定实验目的、要求和实验条件，由学生根据所掌握的理论知识和实验技能，通过查阅相关资料，自主设计实验方案，自己加以实现并对结果进行分析处理的探索性实验。形态学中的组织学与胚胎学以及病理学是医学的主干学科，是基础医学与临床医学的桥梁。传统的病理学实验教学从属于理论教学，以验证性实验为主，缺乏综合性和设计性实验，在实验过程中一般以被动接受为主，实验设计可以通过掌握所学理论，激发学生的开创性思维，增强动手能力和综合分析能力。

## 二、设计性实验的步骤

### （一）选定实验课题

设计性实验的选题非常重要，它是设计性实验能否正常实施的前提，也是学生能否顺利完成的关键。由于组织学与胚胎学及病理学的内容特点，设计性实验项目要尽量与临床联系。

设计性实验的选题有以下方式：

1. 由学生查阅相关资料，根据自己对医学知识的学习和实验理解，确定设计性实验的内容和方向。

2. 可由教师根据病理学理论教学与实验教学特点，结合临床问题，有针对性地提出设计实验的目的。

3. 在实验条件有限的情况下，让学生进行书面设计实验，提出自己的想法和创意。

### （二）实验模型的构建

根据病理学理论与实验教学的特点，结合临床问题，有针对性地提出设计实验题目，与学生商讨，如"建立肺动脉栓塞动物模型""急性右心衰竭模型"等。

### （三）制定实验方案

实验方案的可行性是学生顺利完成设计性实验的根本。根据选定的实验项目，学生可以自己提前做好资料查阅和收集工作，自行设计方案。写出实验内容，设计实验步骤，选择使用的实验仪器设备。

指导教师主要着重审核：

1. 设计原理和方法是否正确。

2. 仪器选配装置设计是否合理。

3. 实验条件及实验步骤是否恰当等。

### （四）实验方案的实施

学生根据实验方案进行实验，观察现象，测量数据。如果实验方案中出现没有考虑到的问题需及时加以完善，可通过反思实验过程，改进实验设计。

### （五）数据处理

各实验小组在实验过程中认真记录实验结果，对所记录的实验数据进行归纳和处理。按实验要求处理原始数据，实验结果要尽可能精确，误差要在允许的范围。

### （六）实验效果评价及总结

在认真完成实验数据的整理分析后，每个学生均要按照规范的格式撰写实验报告或论文。

# 第三章　显微形态学常用仪器设备介绍 ▷▷▷

## 第一节　光学显微镜的介绍

### 一、光学显微镜的基本构造及性能

光镜由机械部分、照明部分和光学部分三大部分构成（图 3-1-1）。

### （一）机械部分

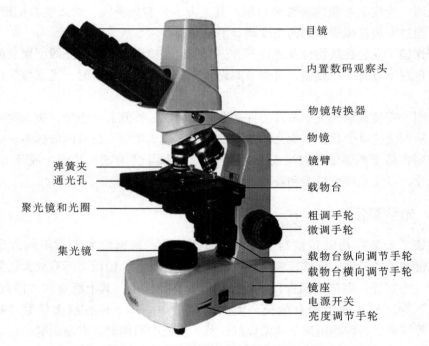

目镜
内置数码观察头
物镜转换器
物镜
镜臂
载物台
粗调手轮
微调手轮
载物台纵向调节手轮
载物台横向调节手轮
镜座
电源开关
亮度调节手轮

弹簧夹
通光孔
聚光镜和光圈
集光镜

**图 3-1-1　数码互动光学显微镜结构示意图**

**1. 镜座**　是显微镜的基座，用以支持和稳定镜体。

**2. 镜臂**　是连接镜座，支持镜筒和镜台的部分，呈弓形，便于取用显微镜时握拿。

**3. 调焦螺旋**　是安装在镜臂两侧的大小两对螺旋，用于调节焦距，称调焦螺旋，又称调焦手轮。紧贴镜臂粗大的为粗调螺旋（粗调手轮），转动时可使载物台在较大范围上下移动，适于低倍镜使用；外侧小的为微调螺旋（微调手轮），转动时载物台升降幅度小，适于高倍镜、油镜下调节物像清晰度和观察标本不同层次的结构。一般在用粗调螺旋基础上使用微调螺旋。

**4. 观察头**　是连接在镜臂前上方，安装有目镜和物镜的部分。

**5. 物镜转换器**　安装在观察头的下方，可以左右转动。为一凸形圆盘，其下面有 4 个物镜孔，可安装不同放大倍数的物镜。观察切片需要更换物镜时，可以转动物镜转换器将所需物镜对准标本。

**6. 载物台**　也称镜台、工作台，是物镜下方的方形台，用以放置标本。光线透过聚光镜经载物台中央的通光孔射向标本。

**7. 推进器**　位于载物台的后方，连有一个弧形的可动弹簧夹，在载物台下方安装有位于同一轴心的上下两个螺旋，分别是载物台纵向调节手轮和横向调节手轮，可调节载物台前后移动或载玻片左右移动，从而任意调节标本在视野中的位置。推进器上有纵、横游标尺，用以测定标本在视野中的方位及大小。

## （二）照明部分

**1. 光源**　为安装在镜座底部的灯泡，其上方安装有集光镜，对光线有汇聚的作用，其亮度可通过安装在镜座一侧的亮度调节手轮来调节。

**2. 聚光镜**　安装在载物台通光孔下方，由一组透镜组成，可使光线汇聚，使亮度增加。载物台左下方有一小旋钮，可调节聚光器升降：聚光镜上升时，光线增强；下降则光线减弱。

**3. 光圈**　安装在聚光镜下方，由许多金属片组成，外侧有一小柄，拨动时可调节光圈大小，从而使亮度变化：增大光圈则亮度增强，适于观察染色较深的标本；缩小光圈则亮度减弱，适于观察染色较浅或透明的标本。光圈下方有滤光片座（或环），可放置各式滤光片，以使光线变得柔和及增加镜下物像的反差等。

## （三）光学部分

**1. 物镜**　安装在物镜转换器下方，呈短圆筒状，根据放大倍数不同，分为低倍镜、高倍镜和油镜三种。低倍镜镜身短细，镜面直径最大，镜筒上标有放大倍数"4×"或"10×"等字样；高倍镜镜身较长而粗，镜面直径较小，其上标有放大倍数"40×"或"45×"等字样；油镜镜身最长，镜面直径最小，其上标有放大倍数"90×"或"100×"等字样。各种物镜筒下端常以红、黄、蓝或白圈标记，方便识别。

**2. 目镜**　安装在观察头上部，呈短圆筒状，目镜上刻有"10×"或"15×"等字样，以表示目镜的放大倍数。倍数越大，目镜长度越短，反之亦然。镜筒和目镜的口径大小都统一，可根据需要更换不同放大倍数的物镜。

光学显微镜的放大倍数为目镜的放大倍数与物镜的放大倍数的乘积，例如，当所用目镜为"10×"，所用物镜为"40×"时，其放大倍数就是 10×40，即 400 倍。常用光学显微镜的最大放大倍数为 1000 ～ 1500 倍。

除放大倍数外，每个物镜上还标有镜口率（NA）、镜筒长度和要求盖玻片的厚度等数值。例如，在10倍镜上标有10/0.25和160/0.17。表示物镜的放大倍数为10倍、镜口率为0.25、镜筒长度为160mm、要求盖玻片的厚度为0.17mm。一般而言，"40×"的 NA 为0.65；"100×"的 NA 为1.25等。

### 附：显微镜的分辨率（resolution）

显微镜的分辨率，也叫作分辨力，是指显微镜识别微观物象的能力，具体指显微镜能够区分的相近两点的最小距离。能够区分相近两点的距离越小，表示显微镜的分辨率越高。显微镜的分辨率是由物镜决定的。它和物镜的镜口率（NA）、照明光源的波长（λ）有直接关系，分辨率的计算公式为：

$$R= \frac{0.16\lambda}{NA} \tag{a}$$

（R——分辨率；λ——照明光源的波长；NA——镜口率）

$$NA=n \cdot \sin \frac{\alpha}{2} \tag{b}$$

（n——物镜与标本间介质的折射率；α——物镜的镜口角，即从物镜光轴上的物点发出的光线与物镜前透镜有效直径的边缘所张的角度，见图3-1-2）

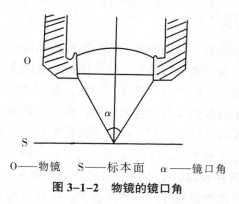

O——物镜　　S——标本面　　α——镜口角

**图3-1-2　物镜的镜口角**

根据公式（a）可以推出，若光源波长λ越小，则分辨力越高；物镜的镜口率NA越大，则分辨力越高。按可视光线的波长λ（400～700nm）为540nm，物镜的最大镜口率为1.25计算，R=0.25μm。这就是说，当相近两点的距离小于0.25μm时，光镜下将无法分辨。因可视光线的波长可小到400μm，所以普通光学显微镜的分辨率的极限可达到0.2μm左右。

光镜下真核细胞中有的结构直径大于0.2μm，如染色体、线粒体、中心体、核仁等在光学显微镜中能观察到，这种结构称为显微结构；细胞膜、内质网的膜、核膜、溶酶体、微管、微丝等小于0.2μm，在普通光学显微镜下看不到，必须借助于电镜才能看到，称为亚显微结构或超微结构。

根据公式（b）可以推出，若物镜与标本间介质的折射率提高，则镜口率增加。空气的折射率为1，水为1.33，香柏油可达1.52，因此要增大镜口率，可以用油浸物镜。

由于电子波的波长比光波短得多，所以电子显微镜的分辨率比光学显微镜大大提高；但电镜的实际镜口率小于光学显微镜。现在电镜的分辨率一般可达到 0.2 ～ 0.4nm，特殊的可达 0.1nm。

## 二、光学显微镜的使用方法

### （一）低倍镜的使用

**1. 接通电源**　插好显微镜电源插头，打开电源开关。

**2. 对光调光**　旋转物镜转换器，使低倍镜对准通光孔，上升聚光器，放大光圈，双眼同时睁开，一边观察目镜，一边调节亮度调节手轮，直到视野内光线明亮舒适为止。

**3. 放置标本**　将标本有盖玻片的一面向上置于载物台上，用弹簧夹固定，然后转动推进器旋钮，将标本移到通光孔中央。

**4. 设定眼距**　即调节两目镜筒之间的距离，使其与双眼瞳孔的瞳间距相等。直到两眼看到的视场重叠为止。

**5. 调节焦距**　（以"10×"物镜为例）首先从侧面注视低倍镜，转动粗调手轮，使载物台缓慢上升，当距离物镜约 0.5cm 后，两眼通过目镜观察视野，同时转动粗调手轮，使载物台缓慢下降，直到视野里中出现清晰物像为止。

### （二）高倍镜的使用

1. 通过上述操作在低倍镜下找到物像，将要放大的结构移至视野中央。

2. 从侧面注视物镜，转动物镜转换器，使高倍镜对准通光孔。

3. 两眼通过目镜观察，同时慢慢调节微调手轮，直到物像清晰。

如果按照上述操作不能找到观察目标的物像，有如下几种可能的情况：①观察目标不在视野之内，这时可换回低倍镜，将目标移至视野中央。②玻片反置，将切片有盖玻片的一面朝上，再按上述步骤操作。③标本太小或材料太稀，在高倍镜下难以寻找，应换到低倍镜下找到材料后移至视野正中央，再转高倍镜观察。④标本染色太浅或透明，或是光线太强时，应调节聚光器或光圈，减少进光，使反差增大。

标本聚焦清晰时，物镜镜面与标本之间的距离，称为工作距离。物镜的放大倍数越低，工作距离越长；物镜的放大倍数越高，工作距离越短。同高调焦即是根据物镜的工作距离，确定每个物镜的高度，使不同放大倍数的物镜基本在同一焦面上聚焦，这样低倍镜成像后再换高倍镜或油镜，都可以见到物像，再用微调手轮稍微调节即可。

如果高倍镜下观察仍不清晰，可用油镜观察。

### （三）油镜的使用

1. 移开高倍镜，在标本上要观察的部位滴一滴香柏油，眼睛从侧面注视物镜，旋转油镜，使油镜镜面浸在标本上的油滴中。

2. 一只眼睛观察目镜，慢慢上下调动微调手轮，直到物像最清晰为止。然后，调节另一侧目镜的高度使物像清晰。一般情况下，转过油镜即可成像，用微调手轮稍加调节就可以看到清晰的图像了。

3.油镜使用完后，先下降载物台，把镜头转到旁边，用擦镜纸把镜头上的香柏油擦干净后，再用擦镜纸蘸少许二甲苯轻擦，最后用干净的擦镜纸擦拭几遍。

4.有盖玻片的标本，同样用擦镜纸蘸少许二甲苯将盖片上的油擦干净即可。无盖玻片的标本（如血涂片）不能擦，以免损坏标本。临时制片因有水分，不能用油镜观察。二甲苯具有毒性，注意使用时要保持一定的距离，并开窗通风。

### 三、低倍镜和高倍镜使用练习

**1.观察 a 字母装片**　取一张 a 字母装片，用低倍镜观察，反复练习对光调光、标本放置和调节焦距等。注意观察：玻片上的字母是正像还是反像？为什么？如将玻片前后左右移动时，镜下所见物像与玻片移动方向是否一致？

**2.观察羊毛交叉装片**　取一张羊毛交叉装片，先用低倍镜观察，找到羊毛后，再将羊毛交叉部位移到视野中央，然后换高倍镜观察，转动微调手轮，观察不同层次，判定哪根羊毛在上方，哪根位于下方。

### 四、使用显微镜的注意事项

显微镜是一种精密仪器，必须正确使用显微镜，爱护公共财产。显微镜的使用，一定要按实验指导方法及步骤操作，否则容易损坏标本和镜头，又达不到看清物像的目的。

1.搬动显微镜时，需一手握住镜臂，一手托住镜座，要轻拿轻放，切勿一手斜提，前后摆动，以免碰撞或零件松脱。显微镜放置的位置不要靠近实验台的边缘，镜座后缘离实验台应有 5～10cm 的距离。

2.使用前检查，如发现缺损或使用过程中发现问题，应立即报告教师。机械部分的螺旋都有一定的转动限度，不能一直单向地升或降。在任何时候，特别在用高倍镜或油镜时，都不应该一面观察目镜，一面上升载物台，以免玻片与物镜相撞。

3.观察标本时，要先用低倍镜观察，再用高倍镜。

4.观察时，双眼同时睁开，双手同时操作。绘图时，将图纸放于显微镜旁，一边观察，一边绘图。

5.观察临时制片时要加盖玻片，以免药液损坏物镜。

6.放置切片时，应将有标本的一面向上放置，否则使用高倍镜和油镜时会找不到物像。

7.更换不同的标本时，先下降载物台，转开物镜，再取出或放置标本。

8.使用完毕，应下降载物台，取下玻片，调节亮度调节旋钮，使照明光源亮度调至最暗，然后关闭电源，将显微镜放回原处，盖好防尘罩。

9.不得随便取出目镜，以免灰尘落入镜筒内影响观察，更不得任意拆卸零件。

10.不能用硬纸擦透镜，必须用干净的擦镜纸或细软纱布，朝一个方向擦拭透镜，以免损坏镜头。

11. 不要随便转动粗细调节器，以免机器损伤，调节失灵。

12. 避免阳光直接照射，要防潮湿、防灰尘，经常保持镜体和镜体箱的干燥和清洁。

13. 显微镜清洁：机械部分如有灰尘污物，可用擦镜布蘸少许酒精擦去。光学和照明部分污染时，用擦镜纸蘸少许二甲苯揩擦。使用时勿使水或药物污染镜头，以免损坏。载物台要保持清洁、干净，不要让水或其他液体（酸、碱或其他化学药品等）流到台上，以免生锈或腐蚀。

## 五、学生在使用显微镜过程中常犯的错误

**1. 显微镜安放位置不当，有碍操作**  显微镜安放不是靠前就是靠后，或位置靠右，甚至把镜筒向着自己。

**2. 对光顾此失彼**  对光时往往忘记了反光镜的正确使用，不能根据光线的强弱来选择平面镜或凹面镜；用高倍镜进行对光，不把低倍镜位置放低；在转动转换器时，物镜没有到位，光圈也没有调节好，视野光线不均匀、明亮。

**3. 不能迅速找到要观察的物像**  没有按简明、合理的程序操作。先使用视野宽的低倍镜，把要观察的材料移至通光孔中央，放下镜筒使物镜下端与装片的距离约 1cm，沿逆时针方向徐徐调节粗准焦螺旋，同时左眼注视视野，直到看清物像。如果第一次标本未进入视野，那么要重新操作，在调节粗准焦螺旋的同时，移动切片，直到看见物像为止。在具体操作时，也可以切片表面杂质或气泡为参照物，当杂质出现时，表明物距基本调好，再移动玻片，即可找到所要观察的物像。

**4. 高倍物镜的使用方法不正确**  由于高倍物镜的工作距离小，有的学生担心把镜头损坏，一旦用高倍物镜时就把镜筒升上来，结果在低倍镜下观察到的物像换成高倍镜后就再也找不到了。因此，一定要注意用高倍物镜前，先用低倍物镜确定要观察的目标，调清物像后，直接转换高倍物镜，并且把光圈开大。

**5. 忽视细准焦螺旋的使用**  有的学生在使用高倍物镜时，仍然调节粗准焦螺旋，其结果往往把物镜损坏、切片压碎。

**6. 认为倍数越大，越清晰**  如果物镜倍数过大，得到的放大虚像则很不清晰。因此，在低倍镜下能看清楚的物像，不必用高倍镜观察。

**7. 忽视显微镜的保养**  显微镜是精密的放大仪器，使用时要轻拿轻放。不能用手或布去擦拭镜头，要用擦镜纸擦拭镜头。在清洁油镜头、玻片标本时，先用擦镜纸擦去镜头及玻片上的香柏油，再换另一擦镜纸蘸二甲苯擦去镜头及玻片上的香柏油，最后再换另一擦镜纸擦去镜头及玻片上残留的二甲苯。使用倾斜关节时，倾斜角度不能太大。实验完毕，盖上镜头盖，转动转换器，使两个物镜分开至两旁，移去载物台上的玻片，降下镜筒，装入镜箱内。

**8. 单眼观察**  要养成两眼同时睁开的习惯。

## 【思考题】

1. 显微镜由哪三大组成部分构成？各组成部分包括哪些主要装置？
2. 什么是显微镜的分辨率？分辨率与哪些因素有关？
3. 使用显微镜时，为什么必须按照从低倍到高倍再到油镜的顺序进行？
4. 如果标本放反了，结果会怎样？为什么？
5. 调节显微镜下物像的亮度，可以通过哪些途径？
6. 显微镜下所见物像前后左右的位置与标本实际放置的位置是否一致？为什么？

# 第二节 其他仪器设备的介绍

## 一、无线互动系统

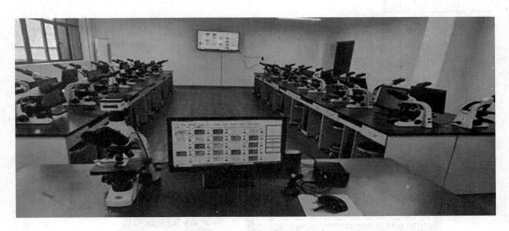

图 3-2-1 无线互动系统

现代网络技术的发展为学生学习提供了先进、新颖、高效的学习手段，学生端图像设备通过 WIFI 与各自的电脑、平板、手机相联，使教师端和每一个学生端均成为相对独立的强大的图像处理单元。各单元之间通过专有的局域网实现互联，实现了全面的图像数据共享和灵活的语音交流（图 3-2-1）。

### （一）系统特点

**1. 全无线系统架构** 整个系统采用全无线架构，简洁、高速、稳定。

学生智能终端通过无线传输的方式获取显微图像及宏观实验图像，通过无线传输方式与教师端进行信息交互。系统可实现微观图像、宏观实验、实验报告等多维信息的互动。

**2. 跨平台解决方案** 同时支持 Android、iOS、Windows 等操作系统，通过手机、平板电脑等智能终端即可实现实验教学。

学生智能终端不受种类、操作系统、品牌的限制。

**3. 减少空间需求**　让实验室更加简洁，便于显微镜收纳，提高实验室综合利用率。

## （二）系统构成

**1. 软件**

（1）学生端实现与教师在显微镜下图像的动态实时讨论。

（2）学生端可通过系统与教师进行图文并茂的沟通。

（3）系统有效提高学生自主分析能力及动手能力。

**2. 硬件**

（1）每个学生端都自带电脑，成为独立的图像处理平台。

（2）学生端配置高分辨率内置一体化数码显微镜。

（3）学生可以连接自己的平板、智能手机。

## 二、扫描显微镜

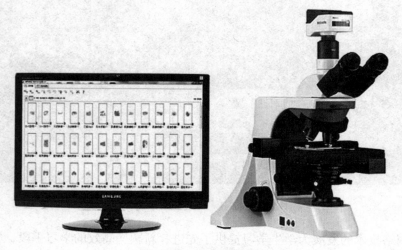

**图 3-2-2　扫描显微镜**

Motic VM 数字切片扫描与应用系统是麦克奥迪自主研发设计的一体化系统。它通过全自动显微镜扫描平台，扫描与控制软件系统，将传统的玻璃切片进行扫描和无缝拼接，生成包括传统玻璃切片内所有信息，即一整张全视野的数字化切片（whole slide imaging，简称 WSI）。在病理学医、教、研实践中，数字切片具有传统切片的所有功能，并具有不受空间与时间限制的优点（图 3-2-2）。

应用 Motic 开发的系统软件与平台，实现了切片制作、存储和管理的数字化，可通过医院 PACS/HIS 的接口，提供共享的全数字化病理信息；实现教学、科研、诊断以及远程病理质控的网络信息化；使各地医院（同城或异地医院）可进行学术交流和互联网会议等。

## （一）数字切片制作的原理

数字切片的制作，是利用数字切片扫描系统，把玻璃切片进行数字化成一张完整切片，系统包括显微镜扫描平台、专业摄像头、扫描控制软件、图像压缩与存储等软硬件，是集多种技术与多学科于一体的系统产品。

## （二）主要功能：切片扫描

支持标准切片多种模式扫描，如 ROI 扫描（低倍全视野＋高倍区域扫描）、标准快速扫描、高精度扫描（每个视野自动聚焦）、多层融合扫描（每个视野自动多层融合）等，适应不同切片的应用需要；可选择切片加密扫描，如加密狗、口令等加密方式，提高数字切片的安全性。ROI 扫描方式：在低倍全视野扫描图像上，选择多处感兴趣区域，在不同高倍率下进行扫描，整个文件存储空间小，只需从几 MB 起，方便储存和交流；数据存储和导出支持 JPEG 和 JPEG2000 格式，支持 ROI 采图；支持荧光 VM 切片扫描；支持 DEMO 演示配置，可安装在任何台式机或笔记本电脑，在没有硬件的情况下也能运行 DSS canner，方便演示和交流。

## （三）运用于临床诊断（病理诊断、远程会诊等）

1. 利用数字切片扫描系统，把玻璃切片数字化，建立个性化、完整的数字切片，可长期保存，又节约玻璃切片的存储空间，并可刻录成光盘，为患者及医院借片、读片提供了方便。

2. 建立疑难病理数字切片库，可包括大体图像等病例丰富信息；数字切片读片（本地、局域网、互联网），不受时间与空间限制；与病理信息系统结合，实现真正的数字病理信息化，结合医院数字系统（HIS/PACS 等），给病理医生与临床医生提供无缝交流平台；数字切片在教学的应用，如组织胚胎学、病理学、微生物学、动植物学、寄生虫学等均可制作数字切片，给形态学教学带来革命性的突破。

## 三、荧光显微镜

荧光显微镜是利用特定波长的光照射被检物体产生荧光进行镜检的显微光学观测技术，已有 100 多年历史。近年来，由于免疫荧光在医学研究、诊断领域里的广泛应用，FISH、绿色荧光蛋白（GFP）技术分别在基因组学、蛋白质组学研究方面的推广，显微照相、数字 CCD 成像技术的辅助驱动，赋予这一传统技术更新的应用价值和生命力（图 3-2-3）。

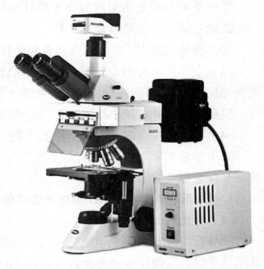

**图 3-2-3  荧光显微镜**

## 应用要点

### 1. 预检查和调节

（1）每次进行荧光观测前，必须例行检查荧光装置的灯丝对中、光路对焦、孔径光阑、视场光阑设置等状况。

（2）所需要的荧光激发/发射滤光片组件是否已装在转换器中，物镜配置是否得当，除去物镜前透镜的油渍和灰尘。

（3）如同时进行透射光相差观察，要检查聚光镜对中心及相差环与物镜相反的共轭情况。

（4）检查样品载体（载玻片、盖玻片和其他器皿）有否挂有液体、灰尘，厚度是否在物镜标定的工作距离范围内。切片样品不能太厚，约≤10μm为宜。

（5）因照明光源含有紫外线，在载物台前上方放一块棕色遮光板，以防紫外线损伤视网膜。

（6）电压不稳会降低高压汞灯的使用寿命，光源电源最好加配稳压器。

（7）为延长汞灯寿命，在开启后15分钟方可关闭；汞灯荧光电源一旦关闭，再次启动至少需等待10分钟，以使水银蒸汽冷却复至原态，否则会影响灯的寿命。

### 2. 荧光镜像观察

（1）在开启荧光灯源后5～10分钟激发光强度趋于稳定，装载样品进行观察；为防止在调焦和寻找物像过程中过度激发光照会造成样品荧光淬灭，最好先通过缩小荧光照明器的孔径光阑或加ND滤光片将激发光调节到适度强度，有规律地移动样品台，待确定镜像后，再调节到最佳荧光状态用于拍摄记录。

（2）镜像质量不佳的调整。排除样品制备因素外，可进行的必要调节措施如下。

①排除成像光路中的遮光或限光器件，如DIC附件、ND滤光片等。

②重新调节荧光照明器的收光器对焦和孔径光阑大小。

③细心调节物镜覆盖差校正环。

④复查荧光激发/发射组件是否与所标记的荧光色素对应。

（3）在不影响分辨率的前提下，于照相取景框和CCD靶面范围之外，可尽量回缩荧光光路视场光阑和物镜（100×物镜）的数值孔径光阑调节环，以避免杂散光的影响，提高景深，并可减小激发面积防止附加样品淬灭。

（4）暂时不观察时，应阻断激发光路。

（5）油镜观察时，须用"无荧光油"，尤其是在UV激发时，因常规镜检用的香柏油带有青色荧光。

### 3. 荧光照相和数字CCD相机图像采集

（1）荧光照相

①尽管肉眼观察荧光镜像亮度与普通明场相差无几，而实际上曝光时间要增加数倍甚至几十倍，应使用快速感光胶片，如ISO200（24DIN）、ISO400（27DIN）。

②根据荧光物像在测光区的分布比例和镜像的明暗程度设置曝光补偿调节，原则上

适当增补偿，以获得背景黑暗、荧光图像明亮鲜艳的照片效果。

③如果没有照明标线取景器，可先选择较明亮的荧光区域进行对焦调整。

④对点状荧光物像或捕捉某点为主的拍摄，可选择适当的点测光模式。

⑤对在同一幅需要同样条件拍摄的分散点状荧光物像，可试用点测光配合自动锁定方式拍摄。

⑥曝光过程应避免任何振动，有条件可配置防震台。

（2）数字 CCD 相机图像采集

①光学接口的中间倍率要与 CCD 的芯片尺寸合理匹配。

②采用合适的荧光拍摄模式，摸索减背景（background subtraction）处理条件，根据镜像情况设置 Binning、Gain、Gamma 等参数。

③因 CCD 芯片灵敏度较高，如果荧光镜像过于明亮，为获取对比度较好的采集图像，可适当缩小荧光照明器孔径光阑或加 ND 滤光片，特别是在荧光辉光较强影响拍摄样品细节的情况时。

## 四、切片机

### （一）手动切片机（图 3-2-4）

**1. 高质量切片**

（1）切片厚度：1～60μm。

（2）优化的切片机底座，提供最大的稳定性。

（3）样本回缩功能。

（4）0 位指示的精准定位系统。

**2. 无疲劳操作**

（1）专利的力补偿系统：手轮极其平滑，避免疲劳。

（2）一体化机壳：没有任何凹槽设计，避免污垢积存，减少清理工作。

（3）宽大的磁力废物槽。

（4）粗进轮的位置更接近操作者：使用舒适。

（5）单手操作的样本夹：更换样本简单。

**3. 成本节约**  刀架侧向移动功能：确保刀片全长使用，降低损耗。

**4. 安全切片**

（1）刀架内置红色护手。

（2）手轮安全锁定系统：两个。

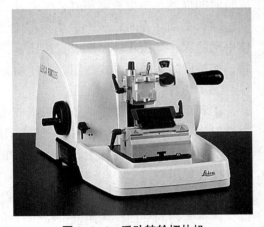

图 3-2-4  手动转轮切片机

## （二）冰冻切片机（图 3-2-5）

**1. 冰冻切片机介绍**

（1）CryoZoneTM 对刀片架和防卷板的冷却作用。

（2）针对某种特定样品，保持理想的样品头温度。

（3）切片机和刀片架系统非凡的稳定性。

（4）步进马达控制的样品头进样绝对精准。

（5）恒定的、马达驱动的切片过程（选配）。

（6）借助负压的切片辅助系统（选配）。

（7）高度精准的切片机配备精确的样品头进样步进马达。

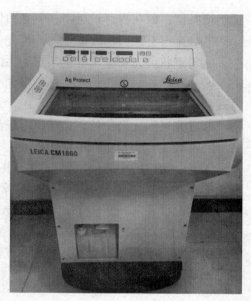

图 3-2-5 冰冻切片机

CryoZoneTM 系统可确保冷气在箱室内的一些关键区域呈均匀一致的分布。冷气在样品、刀具和防卷板周围循环，营造最理想的环境从而保证连续一致的高质量切片。

**2. 冰冻切片机操作流程**

（1）打开主机右侧的开关开启电源。

（2）用箱体温度设置按钮将切片机温度设置到切片所需温度，当设置温度时，温度显示窗口显示设置温度，设置停止 5 秒后显示实际温度。按下箱体温度设置按钮，即可随时检查设置温度。样品头温度设置按同样方法进行。

（3）第一次开机时利用基准时间设置按钮设置一个基准时间，一般为北京时间。利用除霜时间设置按钮设置一个除霜时间，一般为晚上 12 时左右，如果在该时间切片，应将时间推迟。当设置除霜时，时间显示窗口显示除霜时间，5 秒后显示基准时间。

（4）手动除霜时先按下手动除霜按钮，听到蜂鸣音后，按箱体温度设置按钮，则箱体手动除霜；如按箱体温度设置按钮，箱体手动除霜，按此顺序再按一次可关闭手动除霜；如按样品头温度设置按钮，则样品头除霜，按此顺序再按一次关闭。

（5）切片：

①利用切片机的厚度调节旋钮调节切片厚度，调整切片角度，安装切片刀。如是一次性刀片，请利用刀架的左右移动来使用不同的刀口，勿移动刀片。

②将样品放到样品托上，利用包埋剂固定，放到冷台上冷冻，在即将完全冷透前用热交换装置压平。

③将冷却透的样品放到样品头上，设置样品头温度，用样品快进按钮将样品移近刀口，调整要切的平面，利用慢进按钮开始修片，修好后即可放下防卷板切片。如有需要可调节防卷板的上下位置，使切出的样品平整地进入防卷板与刀片的狭缝，取出后染色观察。

（6）注意事项：

①切片后为防止别人改变参数，可利用控制面板上的键盘锁定按钮将键盘锁定。

②当停机时，应将玻璃窗打开，再次开机前应先检查切片机内是否有水，如有，应吹干后再开机，并取出隔板检查切片机箱体底部是否有水，如有需拔开底部的塞子，将水排除，吹干后再开机。

③如常年开机，夜晚可将切片机温度设到 –10℃以下，不能高于 –10℃。

④若要关闭压缩机，按一下锁定开关，再按一下样品头温度设置按钮，则样品头压缩机关闭。若按箱体温度设置按钮则箱体压缩机关闭，重复以上步骤，压缩机又打开。

## 五、生化培养箱

生化培养箱具有制冷和加热双向调温系统，具有温度可控的功能，是生物、遗传工程、医学、卫生防疫、环境保护、农林畜牧等行业的科研机构、大专院校、生产单位或部门实验室的重要实验设备，广泛应用于低温恒温试验、培养试验、环境试验等（图3-2-6）。

### （一）操作流程

1. 打开箱门，将待处理物件放入箱内搁板上，关上箱门。

2. 接通电源，将三芯插头插入电源插座，将面板上的电源开关置于"开"的位置，此时仪表出现数字显示，表示设备进入工作状态。

3. 通过操作控制面板上的温度控制器，设定您所需要的箱内温度，当设定温度大于环境温度 5℃以上，请将制冷转换开关置于"RT+5℃"。

4. 仪器开始工作，箱内温度逐渐达到设定值，经过所需的处理时间后，处理工作完成。

5. 关闭电源，待箱内温度接近环境温度后，打开箱门，取出物件。

### （二）注意事项

1. 可燃性和挥发性的化学物品切勿放入箱内。

2. 如在使用过程中出现异常、气味、烟雾等情况，请立即关闭电源，用户切勿盲目修理，应通知相关公司修理部，由专业人员查看修理。

3. 箱壁内胆和设备表面要经常擦拭，以保持清洁，增加玻璃的透明度。请勿用酸、碱或其他腐蚀性溶液来擦拭外表面。

4. 设备停机不用时应做驱潮处理，具体方法如下。

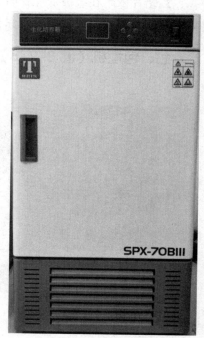

图 3-2-6　生化培养箱

将箱内底部接水盘的水倒掉，将温度设定在 42℃，运行 5 小时，并每隔 2 小时开 1 次箱放掉潮气，处理完毕后拔掉电源插头。

5. 设备长期不用，应拔掉电源线以防止设备损伤。并应定期（一般一个季度）按使用条件运行 2 ～ 3 天，以驱除电器部分的潮气，以免损坏有关器件。

## 六、恒温摊片机（图 3-2-7）

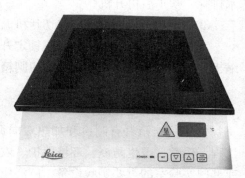

### （一）操作流程

**1. 接通电源** 开启"电源开关"。

**2. 摊片** 用小镊子将已切好的蜡片放入伸展器的温水中，使蜡片全面展开，将蜡片贴附于载玻片上，蜡片应置放于载玻片右（或左）2/3 处的中央，留出左（或右）1/3 的位置用于贴附便签。

图 3-2-7　恒温摊片机

### （二）注意事项

1. 伸展器当中的水有两大要求：①水温适合，以 40℃的温度为好。②洁净，尤其是水面位置应该干净。

2. 每切完一个蜡片，都应该认真仔细清理水面，不得遗留其他病理组织碎片，以免污染，影响检查结果。

3. 蜡片依附在载玻片操作时，要注意位置，不要有气泡。

4. 注意摊片烤片机的日常保养，注意仪器的保洁工作。

## 七、包埋机（图 3-2-8）

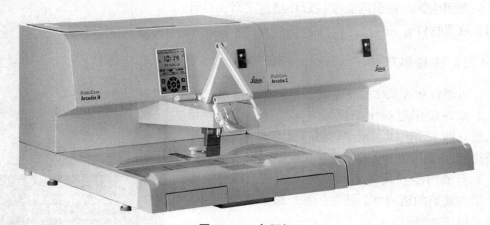

图 3-2-8　包埋机

## （一）操作流程

1. 打开主控制开关，机器自检。选择工作语言，按显示面板上的开关按钮 10 秒，根据实际需要，进入设置模式。选定石蜡存储器温度、标本盒储存箱温度、模块加热器温度、工作台表面温度、工作日期、工作时间、开始时间、停止时间、工作日选定、石蜡流量，以上的参数一旦选定后，以后每次工作都会按机器默认所需的设置工作。修改需重新进入设置模式进行调整、变更。

2. 待所有工作单位都已达到预先选择温度和石蜡已完全溶解，组织包埋可以开始。

3. 将已脱水完毕的组织脏器连同脱水盒一起从脱水机中转至盒式箱中，将组织取出，放置在工作区中已加热的并含有少量石蜡的热面板上，将包埋框置于石蜡配给器的输出口处，用脚踏板控制进行脏器的包埋。

4. 工作完毕后，应整理清除工作台面。

## （二）注意事项

1. 工作台应稳固、平整，后置空格杆必须安装，以保证仪器与墙面的距离最小不少于 15cm，并确保仪器的附近无空调孔。

2. 重新加入的石蜡温度不应超过 70℃，否则会影响仪器的一些重要元件，从而影响石蜡包埋的质量。

3. 因石蜡为一种易燃的物质，故应小心对待，漏出应该避免。漏出的石蜡和日常工作后遗留的石蜡应用专用的铲子处理，而不能用锋利的器具处理以免损伤仪器面板，另工作台也不能用二甲苯之类的溶剂清洁。

4. 仪器的主控开关一般不应该频繁地开关，所有日常工作的启动应通过显示面板的开关按钮来完成，只有当长时间不准备使用时，可关闭仪器主控开关。

5. 本仪器专为石蜡包埋用，而不应用于其他包埋材料、试剂和溶剂。

# 第四章　数字化虚拟技术在显微形态学实验中的应用 ▷▷▷▷

虚拟仿真实验教学是高等教育信息化建设和实验教学示范中心建设的重要内容，是学科专业与信息技术深度融合的产物，能高效管理实验教学资源。

## 一、数字化切片教学系统

数字化切片又称虚拟切片，它是将传统的玻璃切片通过全自动扫描显微镜采集得到高分辨数字图像，再应用计算机对得到的图像进行高精度多视野无缝隙拼接和处理，以获得优质的可视化数据。它可以在可视屏幕上进行任意的放大和缩小，可以观测到玻璃切片上的任何一个位置，让学生在阅片过程中能更好地将文字转化为图片，加强理解，广泛地应用于病理教学、病理临床诊断、组织学细胞成像、荧光分析、免疫组化数字成像等形态学的各个领域。实验室现在使用的是 Motic 公司提供的视图软件。

## 二、胚胎学数字化教学系统

胚胎学是研究从受精卵发育为新生个体的过程及其机制的科学，研究内容包括生殖细胞形成、受精、胚胎发育、胚胎与母体的关系、先天畸形等。胚胎学是一门重要的医学基础课，胚胎从一个细胞（受精卵）发育为足月胎儿的过程中，每一部分都在发生复杂的动态变化，是医学教育中比较抽象、复杂、具有想象空间的一门课程。由于该课程专业性较强，之前一直是模型教学，无法对动态的变化进行展示，故引进数字人胚胎学数字化教学系统，围绕人体胚胎学教学知识点，应用多媒体动画视频技术制作，重现人体胚胎各阶段发育全过程，将抽象的胚胎发生过程变为生动形象的动态课件库，让教学环境变得更加丰富。

# 第一节　数字化切片教学系统

## 一、数字化切片教学系统简介

数字化切片系统将整个玻璃切片的信息进行全方位扫描，使传统的玻璃切片变成数字化切片。显微形态学实验室通过使用全自动扫描显微镜，将典型的教学玻璃切片进行数字化处理，将文件拷贝到所有的实验室，通过使用 Motic 公司提供的导入系统、视图软件，以及安装网络，逐步实现所有实验室的数字化切片教学。目前有通过特定网页（图4-4-1）和软件两种方式进行阅片，可以对可视化数据进行任意比例放大（图4-1-2）或缩小以及任意方向移动的浏览和分析处理。

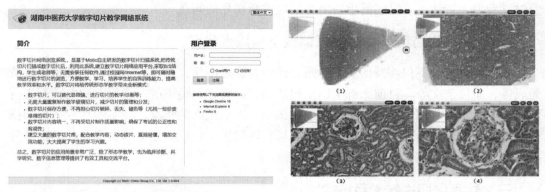

图 4-1-1　网页版登录界面　　　　　　　图 4-1-2　网页版逐步放大视野

## 二、数字化切片教学系统的优势

与传统的玻璃切片相比，数字化切片系统具备许多不可比拟的优势。

### （一）易于保存与查阅

玻璃切片存放一定的时间之后，就会出现褪色的情况。在实验授课的过程中，也会出现因为操作不当或者拿取不当造成的丢失和破损，影响切片的继续使用，更严重的情况是出现大量的破损，影响授课。

玻璃切片经过扫描、数据化处理，整合成一个较完整的切片库，可以很好地保留玻璃切片的原始色彩，还可以很好地解决上述其他问题。数字化切片库的建立，可以保存珍贵的、典型的玻璃切片资料，特别是临床典型病理案例来源的实验教学切片，让它和理论教学相辅相成。

### （二）方便浏览与传输

数字化切片可以通过操作，在可视屏幕上进行任何区域不同倍率浏览，数据的传输不必受到时间和空间的约束。浏览时为光学缩放而非数码缩放，因此不存在图像信息失真和细节不清的问题，这与普通计算机浏览图片缩放只改变图像大小而无法改变分辨率有本质的区别。

### （三）为教学与远程会诊（临床）提供便利

如果有教师授课期间想进行串讲、演示或者讲解上堂课的作业，如病理实验课作业需要写切片诊断和镜下观绘图，数字化切片就可以方便教师通过索引查阅所需的切片，或者将正常组织切片和同样组织来源的病理切片进行对比教学，还可以方便学生随时进行温习。

数字化切片任意位置的连续缩放浏览，以及模式下的全景导航，可以使高倍镜下的图像与低倍镜下的位置形成良好对应。可以解决临床会诊时，玻璃切片易碎难寄，会诊费时、费力、费钱，有时还需重新借走蜡块重新切片的问题。

### （四）佐证科研结果，避免以偏概全、以点代面

医学科研实验不仅涉及形态学诊断，还涉及病理图像，如动物实验、免疫组化、荧光成像、原位杂交等。目前大都采用拍照的形式，将显微镜下的成像投射到电脑端进行留存，因为拍照范围的局限，会出现以偏概全、以点代面的情况。将实验切片进行扫描会避免这一结果的出现，也为科研实验的真实性提供了佐证。还能够实现切片的定量分析和标注等后期处理。

## 三、数字化切片教学系统的展望

### （一）优化备份与存储

根据实验教学对不同专业、不同学时学生的需求，以及教学大纲的要求，数据库每年都会进行扩充，储存空间的需求也越来越大，需要逐步优化备份和存储。淘汰掉数据库中部分扫描效果不佳、病变特征不典型、组织结构不完整的切片数据包，挑选更优质的玻璃切片进行扫描入库。单独备份管理，引进兄弟院校优质的资源数据包，通过与附属医院的合作，合理使用临床样本，将数据库不断地进行优化。

### （二）数据库整理分类

数据库扫描完成之后，大量的切片数据包会混合在一起，查阅起来比较费时，也不利于学生后期的温习。而形态学实验的学科种类较多，每门学科的授课要求都不太一样。我们根据这些要求，将学科单独分类，再按照授课章节分好大类，在其下建立子目录，将对应的数字资源包导入进去，缩小查阅范围，这样不仅保证了教师和学生在阅片时的及时性和便利性，也方便了后续扩充数字资源包的导入，对应到相应章节。这样避免了页面上因为多章节内容的混杂，注意力分散，浪费时间搜索的问题。

# 第二节　胚胎学数字化教学系统

## 一、胚胎学数字化教学系统简介

### （一）系统概述

人体胚胎学是研究人体出生前发生、发育过程及其规律的一门科学。现引进"数字人"胚胎学数字化教学系统，围绕人体胚胎学教学知识点，应用多媒体动画视频技术制

作，重现人体胚胎各阶段发育全过程，将抽象的胚胎发生过程变为生动形象的动态课件库，让教学环境变得更加丰富。包括生殖细胞的发生、受精、整个胚胎发育过程、因遗传因素或内外环境因素而形成多种类型的先天畸形等。现将"数字人"胚胎学数字化教学系统介绍如下。

### （二）系统特色

**1. 内容全面**　该系统涵盖"人胚早期发生""人胚器官系统的发生""先天畸形"（图 4-2-1）。以发育时程为轴线展示胚胎发育及发生发育过程中导致畸形发生的机理等，以大节点包含若干小节点，每个小节点又包含若干知识点来组织内容，全面系统地辅助教学、学习过程。

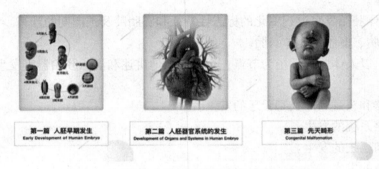

第一篇　人胚早期发生
Early Development of Human Embryo

第二篇　人胚器官系统的发生
Development of Organs and Systems in Human Embryo

第三篇　先天畸形
Congenital Malformation

图 4-2-1　"数字人"胚胎学数字化教学系统首页

**2. 讲解深入**　系统内置大量精彩课程，展示方式多种多样，讲解严谨深入，寓意准确清晰。教程中的内容，都是在深入理解相关胚胎事件的基础上设计和绘制出来的，极具独创性和实用价值。

**3. 使用灵活**　系统内部集成了多种类型的教学模块，包含图文、动画、视频、三维模型、时序动画模型等展示方式，使得软件的应用更加多样化，易于使用。可以支持学生自主学习，又可根据教学需求灵活应用，为教师制作电子课件提供大量素材，令教学和学习更加简单高效。

**4. 适用广泛**　本系统适用面广，既可供基础医学和临床医学应用于教学和科研，又可应用于计划生育、优生优育的科普教育等方面，应用潜力巨大。

## 二、胚胎学数字化教学系统介绍

### （一）目录

本系统通过多种多媒体演示方式，将文字描述、图片观察、视频讲解、三维结构等方式结合起来，将人体胚胎学教材中各章节的知识点进行了综合性的展示。相比较传统的教学手段，该系统中的数字化教学内容更加生动、直观，较好地降低了教学难度，提高了学生的学习效率。

**1. 总论**　以人体胚胎发育过程知识点为总轴，将人胚早期发生发育分为前言和十章内容。

（1）前言。

（2）配子的发生。

（3）受精。

（4）卵裂，胚泡的形成和植入。

（5）二胚层胚盘及其相关结构的发生。

（6）三胚层及其相关结构的发生。

（7）三胚层的早期分化。

（8）胎膜的发生和演变。

（9）胎盘。

（10）人体胚胎发育过程变化的标志性特征和胚胎龄及预产期的计算。

（11）双胎、多胎和连体双胎。

**2. 各论**　以人体器官系统为节点，全面深入地讲述和演示胚胎器官发生发育的复杂过程。

（1）鳃器和头颈颜面及腭舌牙的发生。

（2）骨骼系统的发生。

（3）肌肉系统的发生。

（4）四肢的发生。

（5）神经系统的发生。

（6）消化系统的发生。

（7）呼吸系统的发生。

（8）体腔和系膜的发生。

（9）泌尿系统的发生。

（10）生殖系统的发生。

（11）心血管系统的发生。

（12）眼的发生。

（13）耳的发生。

（14）体被系统的发生。

（15）内分泌器官的发生。

（16）免疫器官的发生。

## （二）案例示范

**1. 先天畸形**　重点讲述和演示各种先天畸形的发生状况、胚胎发生机理，展示各种先天畸形的外观表征，揭示各种畸形的异常结构：

（1）染色体畸形和单卵双胎。

（2）鳃器头颈颜面和腭舌牙的常见畸形。

（3）骨骼和肌肉系统的相关畸形。

（4）四肢的畸形。

（5）神经系统的先天畸形。

（6）消化系统的先天畸形。

（7）呼吸系统的先天畸形。

（8）体腔和系膜的畸形。

（9）泌尿系统的畸形。

（10）生殖系统的畸形。

（11）心血管系统的畸形。

（12）眼的畸形。

**2. 课件和动画**　每个知识点均有对应的课件介绍，通过文字与三维模型、动画相结合的展现方式，让学生更好地掌握并理解胚胎的抽象化知识（图4-2-2）。

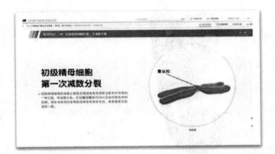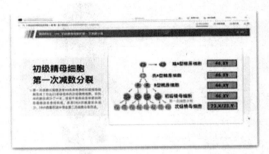

**图 4-2-2　数字人胚胎学数字化教学课件**

系统通过特制动态演示视频（图4-2-3），将相关的重要知识点进行深入展示，加深学生的理解，并且在关键的时间节点进行了注明，方便学生反复观看，还可以调节播放速率和清晰度。

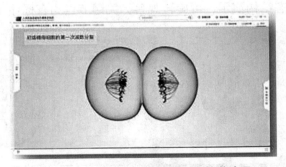

**图 4-2-3　数字人胚胎学数字化教学动画**

**3. 视频**　本系统根据章节目录，每章均有关于本章节重点知识讲解的视频微课，系统性讲解本章所要学习的内容。系统内每个知识点都单独配有视频讲解（图4-2-4），方便教学。

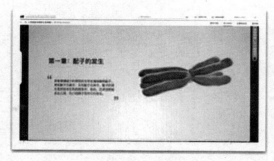
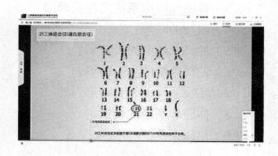

图 4-2-4　数字人胚胎学数字化教学视频

**4. 三维模型**　系统制作了相关的三维模型（图 4-2-5），将人体胚胎的发育过程直观的还原，师生可旋转模型，从任意角度进行观察，并可添加标注方便学习。

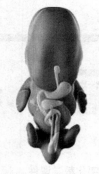
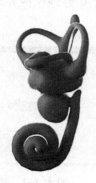

胚胎第六周示消化系统　　　　　　　　内耳膜迷路

图 4-2-5　数字人胚胎学数字化教学三维模型

**5. 动态结构**　除了三维结构观察方式，用户可通过特有的时序模型，来观察胚胎发育不同时间点的变化过程，并可对变化过程进行比对学习。

"有丝分裂"动态结构演示，可旋转观察，关键节点均有标注（图 4-2-6）。

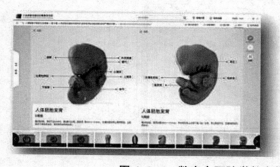
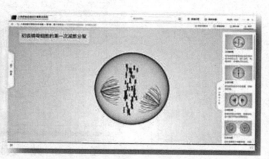

图 4-2-6　数字人胚胎学数字化教学"有丝分裂"动态结构

**6. 章节练习**　系统内每章节均设有章节练习，内含大量练习题，方便学生在学习完本章节内容后，对所学内容进行练习，以达到巩固所学知识的目的。

**7. 考试系统**　系统的管理功能可以协助学校、教师和学生进行教学管理、统计和分析；交流系统可以让师生之间、学生之间进行无缝沟通交流，提高学习效率；专业化的考试系统方便教师对学生的学习状况进行考核（图 4-2-7），数字化的考试方式更加灵活自由，方便高效。

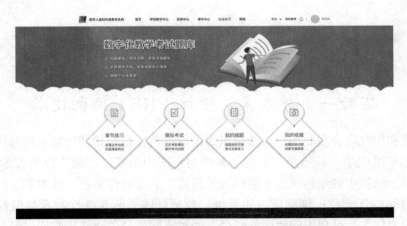

**图 4-2-7　数字人胚胎学数字化教学考试首页**

本考试系统独立运行，提供强大的试题编辑、导入功能，方便老师自主编辑试题，进行理论考试，并可调用系统内的标本，实现考试功能。该系统具有自动阅卷功能，可将学生考试成绩自动统计，并形成表格，以方便学校统计。

系统包含丰富的考试管理功能，如题库建设、试卷管理、考试管理、考试阅卷、统计分析等，考试系统安全稳定、操作简单，完全满足正式考试和模拟练习使用。

本考试软件提供强大的试题导入功能，方便老师自主编辑试题，进行理论考试。可将学生账号进行批量导入，快速组织考试。系统具有全面的数据统计分析功能，可将学生考试成绩、成绩区间、错题分布等进行统计分析，以便学校统计归档。

注：感谢麦克奥迪实业集团有限公司及山东数字人科技股份有限公司提供的数字化教学系统相关资料。

# 第五章 显微形态学实验基本操作技术 ▷▷▷▷

## 实验一 苏木素－伊红（HE）染色技术

苏木素和伊红联合主要用于对细胞组织进行染色，是石蜡切片技术里常用的染色方法之一，也是组织学、胚胎学、病理学教学与科研中最基础、最广泛的技术方法。HE染色过程中，细胞中的细胞核是由酸性物质组成，它与碱性染液（苏木素）的亲和力较强，染成鲜明的蓝紫色；细胞质、肌纤维、胶原纤维等所含碱性物质与酸性染液（伊红）的亲和力较大，呈现不同程度的红色。两种不同的染色液使细胞通过颜色来改变折光率，在光镜下呈现出细胞的图像。

### 一、石蜡切片制作

### 【实验目的】

掌握石蜡切片 HE 染色的流程。

### 【实验内容】

**1. 切片**

（1）取材与固定　处死动物，切取组织块大小：1.5cm×1.5cm×0.5cm，放置于含3.6%～4% 甲醛固定液中固定 12 小时，固定后用水洗 1 小时。

（2）脱水　将组织分别放置于梯度乙醇中脱水。70% 乙醇片刻，80% 乙醇 2～4小时，95% 乙醇Ⅰ 2～4 小时，95% 乙醇Ⅱ 2～4 小时，100% 乙醇Ⅰ 2～4 小时，100% 乙醇Ⅱ 2～4 小时。

（3）透明　二甲苯Ⅰ 30～60 分钟，二甲苯Ⅱ 30～60 分钟。

（4）浸蜡　石蜡熔点 48～52℃，石蜡Ⅰ 30～45 分钟；石蜡熔点 58～62℃，石蜡Ⅱ 30～60 分钟。

（5）包埋　将熔化了的石蜡倾入包埋框内，随即迅速将组织块用加温了的镊子根据切面置于框内，平置底面。自然凝固后将蜡块修齐，放于冰箱中冷冻。

（6）石蜡切片　切片厚度 5～10μm，用干燥毛笔将切片卷下，放入盛温水 45℃的摊片机中，将切片摊于温水面上，光亮的切面向下；用弯镊子轻轻张开皱纹，使切片平整地展开于水面上，然后将载玻片倾斜伸入水中，将切片贴附在载玻片上，并置于切片架上。将切片架置于 56℃保温箱内烘干 2 小时或过夜。

**2. HE 染色法** 将烘干的切片分别放置于二甲苯Ⅰ脱蜡 10 分钟，二甲苯Ⅱ 10 分钟，100% 乙醇 5 分钟，95% 乙醇 5 分钟，80% 乙醇 5 分钟，先用自来水而后用蒸馏水洗 5 分钟，Harris 苏木精染 5 ～ 8 分钟，自来水洗去多余染液约 2 分钟。用 1% 酸性酒精分色 5 秒。用自来水洗 10 分钟，使组织变蓝色（此步后须用镜检，如细胞核过淡，可用自来水和蒸馏水洗一下，再用苏木精重染；如细胞核过深，可用水洗一下，再在酸酒精中分化一下，其余步骤与上相同）。切片放入 0.5% 伊红酒精溶液中 4 ～ 5 分钟，经 95% 乙醇Ⅰ脱水 2 分钟，经 95% 乙醇Ⅱ脱水 2 分钟，100% 乙醇Ⅰ脱水 1 分钟，100% 乙醇Ⅱ脱水 1 分钟，浸入二甲苯Ⅰ透明 3 分钟，再经二甲苯Ⅱ透明 3 分钟，切片自二甲苯中取出，立刻滴上一小滴中性树胶液，并迅速用镊子取洁净盖玻片盖上（勿留气泡）。

## 【实验结果】

细胞核呈蓝紫色，细胞质呈红色。见书末彩图 5-1-1。

## 二、快速冰冻切片制作

## 【实验目的】

掌握冰冻切片 HE 染色的流程。

## 【实验内容】

### 1. 切片

（1）取材：组织大小最好不超过 24mm×24mm×2mm。

（2）取出组织样品头，放平摆好组织，周边滴上冰冻切片专用包埋剂，迅速放于冰冻切片机的冷冻台上。如组织过小，应先取一样品头，滴上少量包埋剂让其冷冻，形成一个小台，再放上细小组织，滴上包埋剂。

（3）将冷冻好的组织块夹紧于切片机样品头上，启动粗进退键，转动旋钮，将组织修平。

（4）调好切片的厚度：根据不同的组织而定，原则上是细胞密集的薄切，纤维多细胞稀的可稍为厚切，一般在 5 ～ 10μm。

（5）贴片。

（6）晾干，切片。

### 2. 染色

（1）冰冻切片在 4% 甲醛水溶液固定 10 ～ 30 秒。

（2）蒸馏水洗 1 ～ 2 秒。

（3）苏木精液染色 30 ～ 60 秒。

（4）流水洗去苏木精液 5 ～ 10 秒。

（5）1% 盐酸乙醇 1 ～ 3 秒。

（6）蒸馏水洗 1 ~ 2 秒。

（7）促蓝液返蓝 5 ~ 10 秒。

（8）流水洗 15 ~ 30 秒。

（9）0.5% 伊红液染色 30 ~ 60 秒。

（10）蒸馏水洗 1 ~ 2 秒。

（11）80% 乙醇 1 ~ 2 秒。

（12）95% 乙醇 1 ~ 2 秒。

（13）无水乙醇 1 ~ 2 秒。

（14）石炭酸二甲苯 2 ~ 3 秒。

（15）二甲苯（Ⅰ）2 ~ 3 秒。

（16）二甲苯（Ⅱ）2 ~ 3 秒。

（17）中性树胶封固。

## 【实验结果】

细胞核呈蓝紫色，细胞质呈红色。见书末彩图 5-1-2。

# 实验二　免疫组织化学技术

免疫组织化学是由免疫学和传统的组织化学相互结合发展而来的一类实验技术。利用抗原与抗体间特异性结合的原理，对组织切片或细胞标本中的某些多肽和蛋白质等大分子物质进行定性、定位或定量研究。

## 【实验目的】

掌握免疫组织化学技术的流程。

## 【实验内容】

1. 石蜡切片制作：见实验一。

2. 脱蜡和水化：石蜡切片置于新鲜二甲苯中，浸泡 10 分钟 ×3 次；去除多余的液体后，置于无水乙醇中，浸泡 3 分钟 ×3 次；去除多余的液体后，置于 95% 乙醇中，浸泡 3 分钟 ×3 次；去除多余的液体后，置于 75% 乙醇中，浸泡 3 分钟 ×2 次；蒸馏水洗 1 分钟。

3. 阻断内源性过氧化物酶：加入适量的内源性过氧化物酶阻断剂（3% 双氧水），室温孵育 10 分钟；蒸馏水洗 1 分钟；PBS 缓冲液洗 3 分钟 ×3 次。

4. 抗原修复：采用热修复（微波炉加热）或冷修复（滴加蛋白酶）使部分被封闭的特异性抗原重新打开。

5. 滴加一抗：根据组织大小，滴加适量一抗，37℃孵育 60 分钟；PBS 缓冲液洗 3 分钟 ×3 次。

6. 滴加反应增强液：根据组织大小，滴加适量反应增强液，37℃孵育 30 分钟；PBS 缓冲液洗 3 分钟 ×3 次。

7. 滴加增强酶标记 IgG 聚合物（二抗）：滴加适量二抗，37℃孵育 30 分钟；PBS 缓冲液洗 3 分钟 ×3 次。

8. 显色：加入适量新鲜配制的 DAB 或 AEC 显色液，室温孵育 5 ～ 8 分钟。

9. 复染：自来水洗 1 分钟，蒸馏水洗 1 分钟，苏木素染液孵育 30 秒；分化，冲洗返蓝。

10. 脱水、透明、封片。

11. 显微镜下阅片。

## 【实验结果】

见书末彩图 5-2-1。

# 实验三　免疫荧光组织化学技术

免疫荧光组织化学技术简称免疫荧光技术，其基本原理是将荧光素通过共价键与抗体结合成荧光标记抗体，用荧光标记抗体与组织或细胞内的相应抗原特异性结合，形成带有荧光素的抗原抗体复合物。在荧光显微镜下，组织或细胞内相应抗原处的荧光素发出明亮的荧光，根据荧光所在部位，即可对抗原进行定性、定位或定量检测。

## 【实验目的】

掌握石蜡切片免疫荧光组织化学技术的流程。

注：石蜡切片和冰冻切片均可做免疫荧光组织化学检测。

## 【实验内容】

1. 石蜡切片制作：见实验一。

2. 脱蜡和水化：石蜡切片置于新鲜二甲苯中，浸泡 10 分钟 ×3 次；去除多余的液体后，置于无水乙醇中，浸泡 3 分钟 ×3 次；去除多余的液体后，置于 95% 乙醇中，浸泡 3 分钟 ×3 次；去除多余的液体后，置于 75% 乙醇中，浸泡 3 分钟 ×2 次；蒸馏水洗 1 分钟。

3. 阻断内源性过氧化物酶：加入适量的内源性过氧化物酶阻断剂（3% 双氧水），室温孵育 10 分钟；蒸馏水洗 1 分钟；PBS 缓冲液洗 3 分钟 ×3 次。

4. 抗原修复：采用冷修复（滴加蛋白酶）。

5. 滴加一抗：根据组织大小，滴加适量一抗，37℃孵育 60 分钟；PBS 缓冲液洗 3 分钟 ×3 次。

6. 滴加增强荧光标记 IgG 聚合物（二抗）：暗室内滴加适量荧光标记二抗，37℃孵育 30 分钟；PBS 缓冲液洗 3 分钟 ×3 次。

7. 封片：暗室内使用专用抗荧光淬灭封片剂进行封片。

8. 暗室内荧光显微镜下观察。

## 【实验结果】

见书末彩图 5-3-1。

# 实验四　TUNEL 法检测细胞凋亡技术

细胞凋亡中，染色体 DNA 双链断裂或单链断裂而产生大量的黏性 3'-OH 末端，可在脱氧核糖核苷酸末端转移酶（TdT）的作用下，将脱氧核糖核苷酸和荧光素、过氧化物酶、碱性磷酸酶或生物素形成的衍生物标记到 DNA 的 3'-OH 末端，从而可进行凋亡细胞的检测，这类方法称为脱氧核糖核苷酸末端转移酶介导的缺口末端标记法（TUNEL）。凋亡的特征是内源性核酸内切酶被激活，细胞自身的染色质或 DNA 被切割，出现单链或双链缺口，并产生与 DNA 断点数目相同的 3'-OH 末端。末端脱氧核糖核酸转移酶可以将地高辛标记的 dUTP 标记在 3'-OH 末端，通过生物素标记的抗地高辛抗体反应后，结合链霉亲和素——过氧化物酶（SABC），在 DAB 显色后，凋亡细胞呈黄色，从而可以在显微镜下观察到着色的凋亡细胞。

## 【实验目的】

掌握 TUNEL 法检测细胞凋亡技术的流程。

## 【实验内容】

1. 石蜡切片制作、脱蜡和水化：见实验二。

2. 阻断内源性过氧化物酶：新鲜配制的 3% 双氧水室温孵育 10 分钟；蒸馏水洗 3 分钟 ×3 次。

3. 抗原修复：采用冷修复，滴加适量用 TBS 缓冲液新鲜稀释的蛋白酶消化 15 分钟；TBS 洗 3 分钟 ×3 次。

4. 滴加适量的标记物：TdT 和 DIG-d-UTP 按比例加入标记缓冲液中，混匀后滴加，置入湿盒 37℃标记 2 小时；TBS 洗 3 分钟 ×3 次。

5. 滴加封闭液，室温 30 分钟，甩掉封闭液，不洗。

6. 滴加适量生物素化抗地高辛抗体，置入湿盒 37℃反应 30 分钟；TBS 洗 3 分钟 ×3 次。

7. 滴加适量 SABC 液，置入湿盒 37℃反应 30 分钟；TBS 洗 3 分钟 ×3 次。

8.DAB 显色及苏木素复染：见实验二。

9. 脱水、透明、封片。

10. 显微镜下阅片。

## 【实验结果】

见书末彩图 5-4-1。

# 第六章　组织学与胚胎学实验 ▷▷▷▷

# 第一部分　组织学

## 实验一　上皮组织

### 【实验目的】

1. 掌握单层柱状上皮、复层扁平上皮的形态结构特征。

2. 熟悉单层扁平上皮、单层立方上皮、假复层纤毛柱状上皮和变移上皮的形态结构特点。

### 【实验内容】

#### （一）学生观察部分

**1. 组织切片**

（1）单层柱状上皮（simple columnar epithelium）

［实验材料］动物小肠。

［制作方法］甲醛固定，石蜡包埋，纵断面切片，HE 染色。

［肉眼观察］组织切片为长条形，仔细观察，可见一侧表面起伏不平、染成蓝色，为衬贴于小肠内侧腔的上皮组织分布部位，是显微镜下的重点观察部分。

［低倍镜观察］小肠内侧腔可见许多突起，为小肠绒毛，覆盖于小肠绒毛表面的即单层柱状上皮，上皮游离面有一层深粉色边缘。选择一个结构较完整且清晰的小肠绒毛移到视野中央，转高倍镜观察。

［高倍镜观察］可见单层柱状上皮由柱状细胞和杯状细胞组成（彩图 6-1-1）。

①柱状细胞：垂直切面呈高柱状，界限不清；细胞核长椭圆形，位于细胞近基底部，其长轴与细胞长轴一致，染色较浅；细胞质被染成粉红色。在柱状细胞游离面可见被染成粉红色、厚度均一的膜状结构，即纹状缘。在细胞的基底部隐约可见起伏不平的粉红色线，即为基膜，多数并不明显。

②杯状细胞：散在分布于柱状细胞之间，该细胞从纵断面上看形似高脚酒杯状，其

顶部圆形较大，底部较细窄。较窄部分可见细胞核，着色较深，呈三角形或不规则形；顶部圆形部分被染成淡蓝色或空泡状（空泡是由于杯状细胞所产生的黏原颗粒经制片被溶解所致）。

此外，在上皮细胞之间还可见一些小而圆的细胞，细胞核圆着色深，细胞质甚少，是由深层结缔组织侵入上皮内的淋巴细胞。细胞核为圆形，着深蓝色，细胞质甚少。

（2）复层扁平（鳞状）上皮（stratified squamous epithelium）

［实验材料］动物食管。

［制作方法］甲醛固定，石蜡包埋，横断面切片，HE 染色。

［肉眼观察］圆环形结构，内侧腔分布纵行皱襞而呈现不规则状，着蓝紫色的一层为上皮组织分布部位，是显微镜下的重点观察部位。

［低倍镜观察］食管上皮基底面与结缔组织呈波浪状相接；基地面至游离面可见由多层细胞构成，且细胞的形态由矮柱或立方状逐渐变扁平（也可通过细胞核的形态由圆形逐渐变为扁平初步判断）。选一清晰部位置于视野中央转高倍镜观察。

［高倍镜观察］该种上皮细胞层数多，在一个视野中往往看不到上皮的全貌，故要移动切片进行观察。该上皮的基膜并不是很明显，沿着基底部凹凸不平的部位由深向浅依次观察各层上皮细胞，大致分为三层，各层之间无明显界限（彩图 6-1-2）。

①基底层：位于基膜上的一排细胞，较小，为立方形或矮柱状，排列紧密，细胞界限不清，细胞质嗜碱性强于其他各层细胞。有时该层好像由多层细胞所构成，是因为斜切面的原因。

②中间层：在基底层上方有数层多边形细胞，细胞体积较大，细胞核呈圆形，位于中央。多边形细胞向腔面逐渐移行为梭形的细胞，细胞核变成扁椭圆，染色变深。

③表层：位于上皮的最表面，为数层细胞，较梭形细胞更为扁平，细胞核呈扁平，无角质层。

**2. 模型观察**　上皮细胞侧面特化结构模型：上皮细胞的侧面是细胞的相邻面，细胞间隙很窄，在细胞膜接触区域特化形成的细胞连接用以加强细胞之间的机械联系，维持组织结构的完整性和协调性。

①紧密连接（彩图 6-1-3）：一般位于细胞侧面顶端，相邻细胞膜间断融合，融合处有较粗的蛋白颗粒（深蓝色）。切开处可见此蛋白颗粒在细胞连接面排成线状并吻合成网，非融合处有极窄的细胞间隙（灰蓝色）。

②中间连接（彩图 6-1-4）：多位于紧密连接下方，相邻细胞间隙内含丝状物（灰蓝色），细胞膜胞质面有微丝（针样）附着。

③桥粒（彩图 6-1-5）：呈斑块状或纽扣状，大小不等，相邻细胞间隙内含丝状物（绿色），间隙中央有一条与细胞膜相平行而致密的中间线（红色，丝状物交织而成），细胞膜胞质面有盘状桥粒斑（半月形，玫红色），中间丝（红色细丝）伸入桥粒斑并折成袢状结构返回胞质。

④缝隙连接（彩图 6-1-6）：相邻细胞膜胞质面连接处呈斑状（浅蓝色）。

局部放大（彩图 6-1-7）：细胞间隙极窄，胞膜中有穿膜柱状颗粒（浅蓝色），称连接小体，由六个杆状的连接蛋白分子围成，中央有一小管（绿色），相邻细胞膜的柱状颗粒对接，管腔相通。

## （二）教师示教部分

### 1. 单层扁平上皮（simple squamous epithelium）

［实验材料］动物肠系膜。

［制作方法］铺片，表面观，镀银染色。

镀银法染色：浸入盛有 1% 硝酸银溶液的平皿中，将肠系膜用木质细针固定在软木片上，放置在阳光下照射至肠系膜变成深棕色后，再将其剪成小块制成铺片。因银颗粒沉淀在细胞间质处，只能显示细胞外形轮廓，而不能分辨内部结构。

［高倍镜观察］上皮细胞表面观呈多边形，边界清晰呈锯齿状，相邻细胞间相互嵌合以致细胞排列十分紧密。扁平细胞银染后胞质呈黄色，细胞核不易着色且居中（彩图 6-1-8）。

### 2. 单层立方上皮（simple cuboidal epithelium）

［实验材料］动物甲状腺。

［制作方法］甲醛固定，石蜡包埋，切片，HE 染色。

［高倍镜观察］甲状腺实质主要是由许多大小不等的圆形或卵圆形囊状滤泡构成。滤泡壁由单层立方上皮围成，垂直切片观察时，细胞核呈圆形，位于细胞中央，胞质弱嗜碱性（彩图 6-1-9）。

### 3. 假复层纤毛柱状上皮（pseudostratified ciliated columnar epithelium）

［实验材料］动物气管。

［制作方法］甲醛固定，石蜡包埋，横断面切片，HE 染色。

［高倍镜观察］该种上皮与深层结缔组织之间基膜非常明显，呈现粉红色均质带状薄膜。上皮较厚，由于细胞排列紧密及高矮不等而导致看似多层细胞核，实则一层细胞。根据细胞高矮程度不同大致分为三层高度的细胞核（彩图 6-1-10），由深向浅依次为：

①基部是一层近于圆形的小核，排列在同一平面上，为锥体形细胞的细胞核。

②中间层细胞核较大，呈卵圆形，排列稀疏，是梭形细胞的细胞核。

③表面一层细胞核稍大，为椭圆形，是柱状纤毛细胞的细胞核，该细胞游离面可见纤毛结构。分布于柱状细胞之间，可见明显空泡状、三角形细胞核位于细胞基底部的，为杯状细胞。

### 4. 变移上皮（transitional epithelium）

［实验材料］动物膀胱（空虚状态）。

［制作方法］甲醛固定，石蜡包埋，横断面切片，HE 染色。

［高倍镜观察］由上皮基底面至游离面可见多层细胞。分布于游离面的一层细胞体积较下方多层上皮细胞体积大，呈立方形，为盖细胞。中间层为数层多边形细胞，基底部为一层立方或矮柱状细胞（彩图 6-1-11）。

## 【思考题】

1. 上皮组织有哪些特点？
2. 单层上皮和复层上皮的分类依据是什么？
3. 仔细观察小肠上皮，杯状细胞游离面是否有纹状缘？为什么？
4. 如何区分假复层纤毛柱状上皮和复层扁平上皮？
5. 如何区分变移上皮和复层扁平上皮？

## 【集体阅片】

观察小肠和胆囊上皮结构，比较差异，试从功能上分析原因。

# 实验二　固有结缔组织

## 【实验目的】

1. 掌握疏松结缔组织中的两种纤维（胶原纤维和弹性纤维）和两种细胞（巨噬细胞和成纤维细胞）的形态特点。
2. 了解致密结缔组织的构造。

## 【实验内容】

### （一）学生观察部分

**1. 组织切片**

（1）疏松结缔组织（loose connective tissue）

［实验材料］动物肠系膜。

［制作方法］铺片，台盼蓝活体注射，HE 或醛复红复合染色。

活体注射：将 1% 台盼蓝染液注入活体大白鼠的腹腔或皮下，隔天注射 1 次，共 3 次，同时注射适量抗生素。第 3 次注射台盼蓝染液后，次日处死动物，取其肠系膜，用升汞无水酒精饱和液 – 甲醛固定，制成铺片。

［肉眼观察］标本形状不规则，呈紫红色。

［低倍镜观察］纵横交织的网状结构是纤维，在纤维之间散在分布着细胞，细胞轮廓不清，蓝色细胞核明显。慢慢移动玻片，选择标本中最薄、纤维分布均匀、细胞不重叠、轮廓较清楚的部位，移至视野中心，换至高倍镜进一步观察。

［高倍镜观察］分辨两种纤维和两种细胞（彩图 6-2-1）。

①胶原纤维（collagenous fiber）：染成粉红色，呈带状，较粗大或粗细不等，成束排列有分支，交织成网，但不易分辨。

②弹性纤维（elastic fiber）：较胶原纤维细得多，呈细丝状，多为单根走形，被醛

复红染成紫黑色，亦有分支，可彼此连接。

③成纤维细胞（fibroblast）：数量多，细胞呈不规则形，具有突起，因胞质着色很浅，常附着在胶原纤维上，故细胞轮廓不清楚。细胞核大，呈椭圆形或长椭圆形，着色浅，核仁明显，有的成纤维细胞的胞质内含有少量细小的颗粒。

④巨噬细胞（macrophage）：功能静止状态时又称组织细胞。细胞形状不甚规则，少数呈圆形或椭圆形；着色比成纤维细胞深，细胞轮廓清楚；细胞核较成纤维细胞小，染色也深，核仁难以看到。因这种细胞具有吞噬作用，故胞质内有许多大小不等的蓝色的台盼蓝染料颗粒，借此可与成纤维细胞相区别。

（2）致密结缔组织（dense connective tissue）

［实验材料］大白鼠尾部腱。

［制作方法］甲醛固定，石蜡包埋，纵断面切片，苏木素 – 伊红染色。

［高倍镜观察］粗大的胶原纤维束彼此平行排列，染呈粉红色。由于纤维束是由胶原纤维紧密平行排列组成，有时纤维束呈锐角融合，纤维束显现纵行纹理。腱细胞核细长，呈单行嵌插在胶原纤维束之间（彩图 6-2-2）。

**2. 模型观察** 观察疏松结缔组织中成纤维细胞和巨噬细胞的形态特点，并区分胶原纤维和弹性纤维。

## （二）教师示教部分

### 1. 浆细胞（plasma cell）

［实验材料］狗胆囊。

［制作方法］甲醛固定，石蜡包埋，横断面切片，天青 B– 伊红染色。

［高倍镜观察］浆细胞数量较多，细胞呈椭圆形。细胞核圆形，染成深蓝色，核常偏离细胞的中心，位于细胞的一侧。核内染色质呈车轮状或辐射状。细胞质嗜碱性，呈蓝色。在细胞核附近的细胞质中可见一较亮的浅染区。

### 2. 肥大细胞（mast cell）

［实验材料］大白鼠肠系膜。

［制作方法］甲醛固定，铺片，甲苯胺蓝染色。

［高倍镜观察］肥大细胞体积较大，呈圆形或椭圆形，细胞核小而圆，染色较浅。胞质中可见许多大小均匀的紫红色异染性颗粒。颗粒有时掩盖细胞核的形态。

## 【思考题】

1. 比较结缔组织与上皮组织的异同点。

2. 在疏松结缔组织中如何区分胶原纤维和弹性纤维以及巨噬细胞和成纤维细胞？

3. 观察巨噬细胞为什么要用活体染色？

# 实验三  血液

## 【实验目的】

掌握各种血细胞的形态结构。

## 【实验内容】

### （一）学生观察部分

**组织切片**  血液（blood）。

［实验材料］人血液。

［制作方法］涂片，瑞特（Wright）染色。

［肉眼观察］血涂片标本呈红色宽带状的薄膜，一端较平，另一端呈圆弧形（舌状）。

［低倍镜观察］涂片中主要成分是呈红色、无细胞核的红细胞。白细胞数量少，有紫蓝色细胞核。选择涂片均匀且较亮的部位，转到高倍镜继续观察。

［高倍镜观察］

1）红细胞（erythrocyte，red blood cell）：体积小，直径约 7.5μm，呈红色，双凹圆盘状，无核，细胞中央染色较边缘浅。

2）白细胞（leukocyte，white blood cell）：白细胞数量较少，呈分散状态，故在一个视野中不一定能看到所有种类的白细胞。缓慢移动切片，由多个视野分别观察各种类型的白细胞。

①中性粒细胞（neutrophilic granulocyte，neutrophil）：占白细胞总数的 50% ～ 70%，是白细胞中数量最多的一种，在涂片中容易见到。细胞呈圆形，体积比红细胞大，直径 10 ～ 12μm，细胞质整体染色较浅，近似淡粉色，并充满较多细小颗粒。细胞核被染成紫蓝色，弯曲呈杆状或分为 2 ～ 5 叶，叶间有细丝相连，以 3 叶核最多见（彩图 6-3-1）。

②淋巴细胞（lymphocyte）：以小淋巴细胞为主，其直径与红细胞相似。细胞核圆形，由于切面原因部分可见细胞核一侧浅凹；细胞质少，呈蔚蓝色，常呈圆环状包绕细胞核，核质比例为 9：1（彩图 6-3-2）。淋巴细胞较少见，本图中无大淋巴细胞。

③单核细胞（monocyte）：体积最大的白细胞，直径 14 ～ 20μm，数量较少。细胞圆形，细胞冠状切面时可见典型的肾形或马蹄形细胞核。胞质丰富，呈灰蓝色（彩图 6-3-3）。

④嗜碱性粒细胞和嗜酸性粒细胞：数量少，在血涂片中比较难找到，主要看电脑示教部分。

3）血小板（blood platelet）：体积最小，为红细胞的 1/3，直径 2 ～ 4μm，常成群聚集在红细胞之间。在涂片上，血小板是一些形状不规则的小块胞质，具有细小的突起。血小板周围部分染成浅蓝色，称透明区；中央分布有蓝紫色的小颗粒，称颗粒区。

## （二）教师示教部分

**1. 嗜碱性粒细胞（basophilic granulocyte，basophil）**

［高倍镜观察］数量极少，血涂片中很难找到。细胞呈圆形，直径 10～12μm，与中性粒细胞大小相似，细胞质中散在大小不等的圆形颗粒，颗粒嗜碱性，着深蓝色，细胞核分叶状或不规则形，常被嗜碱性颗粒掩盖而不明显。

**2. 嗜酸性粒细胞（eosinophilic granulocyte，eosinophil）**

［高倍镜观察］数量较少，细胞呈圆形，直径 10～15μm，细胞核通常分为 2 叶，形如"八"字，也可见 3 叶核。细胞质中充满粗大均匀的圆形颗粒，颗粒嗜酸性，呈亮橘红色（彩图 6-3-4）。

**3. 网织红细胞（reticulocyte）**

［油镜观察］用煌焦油蓝法染色的人的血液，可见部分红细胞的胞质内有蓝色细小颗粒或细网状结构，此种红细胞称网织红细胞。胞质内出现上述结构是由于残留的核蛋白体聚集而被着色所致。

## 【思考题】

1. 在血涂片标本上，如何区别红细胞与白细胞？
2. 网织红细胞有什么临床意义？胞质内的蓝色细小颗粒是什么成分？

## 【集体阅片】

在大屏幕上集体观察人的血涂片中的中性粒细胞与嗜酸性粒细胞、淋巴细胞与单核细胞、淋巴细胞与嗜碱性粒细胞，分别比较上述每两种细胞的形态结构，分析差异：如细胞数量多少、体积大小；细胞质中颗粒大小、数量、染色特性如何；细胞核有什么特点。思考病理状态的外周血液细胞数量和质量可能发生哪些变化？

# 实验四　骨组织与软骨组织

## 【实验目的】

1. 掌握透明软骨和密质骨的组织结构特点。
2. 熟悉弹性软骨和纤维软骨的结构。
3. 了解长骨的软骨内成骨的过程。

## 【实验内容】

### （一）学生观察部分

**1. 组织切片**

（1）透明软骨（hyaline cartilage）

［实验材料］动物气管。

［制作方法］甲醛固定，石蜡包埋，横断面切片，HE 染色。

［肉眼观察］气管的横切面为圆环状，其中淡蓝色的 C 形部分即为透明软骨。

［低倍镜观察］由软骨表面向中心顺序观察（彩图 6-4-1）。

①软骨膜：外包于软骨组织的薄层致密结缔组织，染成粉红色。

②软骨组织：软骨基质着色深浅不一，不同部位基质的染色情况与该处硫酸软骨素的含量有关：硫酸软骨素呈嗜碱性，含量越多，嗜碱性越强，染蓝色越深；含量越少，染色越浅。含胶原纤维较多处基质为嗜酸性，呈粉红色。软骨细胞位于软骨陷窝内，软骨细胞的形状和排列与软骨的发育方式有关，靠近软骨膜的细胞较小，扁椭圆形，单独存在，多平行于软骨表面排列，这是软骨膜内层骨原细胞所分化来的软骨细胞。在软骨深部，可见细胞呈圆形或椭圆形，体积增大，成组排列，每组有数个细胞，称为同源细胞群，这是软骨细胞分裂的结果。软骨陷窝周围包裹软骨细胞的环形新生软骨基质，由于含硫酸软骨素较多，嗜碱性较强。

［高倍镜观察］软骨周围的软骨细胞呈扁椭圆形。软骨内部的软骨细胞呈圆形或椭圆形，细胞中央有深染的细胞核，细胞质弱嗜碱性，其中可见到一两个空泡，为被溶解的脂滴或糖原所在部位（彩图 6-4-2）。生活状态时，软骨细胞充满在整个陷窝内，但在制片过程中细胞收缩，故在标本中常见细胞与软骨囊之间有裂隙。

（2）骨的构造

［实验材料］动物长骨骨干。

［制作方法］磨片，横断面切片，特殊染色。

磨片方法：将长骨骨干部位锯成横断薄片，徒手在磨石上磨至 10 ～ 15μm。

［肉眼观察］切面呈扇形，窄侧为骨髓腔面，宽侧为骨的外表面。

［低倍镜观察］（彩图 6-4-3）

①外环骨板：位于骨的外表面，较厚，由与骨表面平行排列的数层环形骨板构成。骨板间有呈紫色的骨陷窝。

②内环骨板：沿骨髓腔排列的几层不规则的骨板，较薄，不太规则，骨板间亦可见骨陷窝。

③骨单位（osteon）：又称哈弗斯系统（Haversian system），位于内外环骨板之间，圆形或卵圆形，大小不一，由环形的骨板同心圆围绕中央管（哈弗斯管）构成。在制片时，由于中央管内的血管和神经已被破坏，所以是空的，或仅看到颗粒状的组织残余。部分中央管在横切面切片中未呈现近似圆形，而是呈现圆形带有小尾巴或者将相邻两中

央管相连通，为穿通管（福尔克曼管）。中央管、穿通管和骨陷窝均被染料所填充变得显而易见。

④间骨板：位于骨单位之间，或骨单位与内外环骨板之间的一些形状不规则的骨板，为陈旧的骨板或环骨板被吸收后的残余部分，其中无中央管。

［高倍镜观察］每层骨板之间或骨板内的梭形裂隙是骨陷窝，其中骨细胞几乎已不存在。骨陷窝周围细丝结构为骨小管，以中央管为中心呈辐射状，疏密不一。在间骨板和每个骨单位（彩图6-4-4）周围都有一折光性较强的轮廓线，为黏合线（缩小光圈，看得更清楚）。骨小管不越过黏合线。

**2. 模型观察**

长骨骨干　观察长骨骨干的骨膜、骨松质、骨密质和骨髓等结构的形态特点。

横断面可见骨外膜，内、外环骨板，骨单位（同心圆状）和间骨板（彩图6-4-5）。纵断面可见红色（或未上色）的穿通管（横行）与中央管（纵行）相连通，骨单位内骨板平行排列（彩图6-4-6）。

## （二）教师示教部分

### 骨组织的发生——软骨内成骨（endochondral ossification）

［实验材料］出生后六天兔的趾骨切片。

［制作方法］甲醛固定，稀硝酸或盐酸溶液脱钙2～3天，石蜡包埋，纵断面切片，HE染色。

［低倍镜观察］由骺端软骨到正在进行骨化的区域（骨化中心）观察。

①静止区：位于骺端软骨靠近关节面的部位，范围较大，为透明软骨组织，软骨细胞小而散在分布。

②繁殖区：此区可见软骨细胞正在分裂，细胞呈柱状，沿软骨纵轴排列。每行细胞2～16个，称为软骨细胞柱。

③钙化区：此区范围较窄，软骨细胞显著肥大而变圆，胞质呈空泡状，细胞呈现退化现象，基质不发达，基质中有钙盐沉着，退化死亡的软骨细胞及钙化的软骨基质被破骨细胞破坏，形成许多大小不等的初级骨髓腔。

④成骨区：位于趾骨的中间部分，为原始骨髓腔。骨小梁由残余的骨质突入骨髓腔中形成。在骨小梁的表面可见排列成行的嗜碱性成骨细胞，和散在的嗜酸性多核的破骨细胞。骨膜染成红色，分布在骨化区的两边，其内侧染色更红的已局部钙化的结构为骨领。

## 【思考题】

1. 透明软骨中软骨陷窝的分布特点？什么是同源细胞群？
2. 在光镜下如何寻找到哈弗斯系统？它的结构如何？
3. 透明软骨的软骨陷窝与长骨的骨陷窝有什么不同？
4. 怎样区分哈弗斯管和福尔克曼管？

# 实验五　肌组织

## 【实验目的】

掌握骨骼肌、心肌和平滑肌纵切面的形态结构；掌握骨骼肌、心肌和平滑肌横切面的形态异同。

## 【实验内容】

### （一）学生观察部分

**1. 组织切片**　骨骼肌（skeletal muscle）。

［实验材料］动物骨骼肌。

［制作方法］甲醛固定，石蜡包埋，横断面及纵断面各一，HE 染色。

［肉眼观察］切片上有两块组织，骨骼肌纵切面呈长条形，横切面呈椭圆形。

［低倍镜观察］

①骨骼肌纵切面：大量长的圆柱状骨骼肌纤维平行排列，并聚集成束，每束肌纤维由少量结缔组织分隔。

②骨骼肌横切面：包裹在整个肌肉外面的薄层疏松结缔组织称为肌外膜。肌外膜的结缔组织伸入肌组织内，将肌纤维分隔成形状不规则、大小不等的肌束，称为肌束膜，可见脂肪细胞及小血管分布。肌束膜再分支入内，包裹在每条肌纤维周围，称为肌内膜。肌纤维着红色，呈多边形。肌外膜、肌束膜和肌内膜中有血管、神经通过。

［高倍镜观察］

①骨骼肌纵切面（彩图 6-5-1）：每个骨骼肌纤维呈长的圆柱状，胞质粉红色，细胞核数量多，呈卵圆形，染成蓝色，多位于肌膜下方，肌浆的周边。

将聚光器下降或缩小光圈，使视野内光线变暗，观察每个肌纤维上明暗相间的横纹。骨骼肌纤维上明亮的区域称为明带（又称 I 带），深红色区域称为暗带（又称 A 带）（彩图 6-5-1）。

缓慢移动切片，选择一个清晰的视野，边观察边调节微调螺旋和光圈，仔细观察明带和暗带的微细结构。在明带中央有一条深染的细线称为 Z 线，暗带中央有一条较亮的带称为 H 带（油镜下可见）。

②骨骼肌横切面（彩图 6-5-2）：骨骼肌纤维的横断面呈多边形，单个骨骼肌细胞切面大部分可见几个细胞核，细胞核分布于细胞周边，肌膜下方。细胞质染色不均，含有许多红色、点状的肌原纤维，肌原纤维之间是浅粉色的肌浆。

**2. 模型观察**

（1）骨骼肌（彩图 6-5-3）　观察骨骼肌纤维的形态以及细胞核的数量和分布情况。在模型切面上观察肌原纤维形态，寻找横纹、肌节、横小管和肌浆网等结构。

（2）骨骼肌的分子结构（彩图 6-5-4） 掌握粗细肌丝的排列规律，熟悉肌球蛋白、肌动蛋白、原肌球蛋白和肌钙蛋白的形态特点，了解肌丝滑动原理。

## （二）教师示教部分

### 1. 心肌（cardiac muscle）

［实验材料］动物心室壁。

［制作方法］硝酸酒精溶液固定，石蜡包埋，纵断面切片，苏木精染色。

［高倍镜观察］心壁的心肌细胞排列方向较复杂，切片中可见各种断面。心肌细胞间结缔组织较发达，可见极为丰富的毛细血管。

①心肌细胞纵切面：心肌纤维呈短的圆柱形，有的心肌纤维可见分支。中央含有 1～2 个核。心肌纤维有横纹，但没有骨骼肌明显。相邻心肌纤维互相吻合处可见到染色深的线状或阶梯状结构，称为闰盘（彩图 6-5-5）。

②心肌细胞横切面：细胞呈圆形或多边形，细胞核圆形，位于细胞中央，很多心肌纤维未见细胞核（未切到）。细胞质染色不均匀，可见点状的肌原纤维，肌浆染色浅。

### 2. 平滑肌（smooth muscle）

［实验材料］动物小肠壁。

［制作方法］甲醛固定，石蜡包埋，横断切面及纵断切面各一，HE 染色。

［高倍镜观察］

①平滑肌细胞纵切面：平滑肌纤维呈梭形，核杆状，染成蓝色，居中。平滑肌纤维彼此嵌合排列，肌浆染色红（彩图 6-5-6）。

②平滑肌细胞横切面：平滑肌纤维呈大小不等的圆形，有些中央可见圆的细胞核，小的肌纤维切面未见细胞核。

## 【思考题】

1. 简述肌节的组成和意义。

2. 什么是闰盘？它有什么作用？

3. 在肌组织横切面标本上如何鉴别骨骼肌、心肌和平滑肌？为什么有些细胞可以看到细胞核，有些细胞看不到细胞核？

## 【集体阅片】

在大屏幕上集体观察三种肌组织纵切片，比较骨骼肌、心肌和平滑肌的形态结构，分析差异：细胞形状；是否有横纹，横纹的明显程度；细胞核大小、数量、位置如何，等等。思考肌纤维收缩后肌节在形态上可能发生哪些变化。

# 实验六　神经组织

## 【实验目的】

1. 掌握神经元和周围神经系统有髓神经纤维的光镜结构特点。
2. 熟悉突触和运动终板的形态结构。
3. 了解触觉小体和环层小体的形态结构。

## 【实验内容】

### (一) 学生观察部分

**1. 组织切片**

（1）脊髓前角运动神经元

［实验材料］动物脊髓。

［制作方法］甲醛固定，石蜡包埋，横断面切片，HE 染色。

［肉眼观察］脊髓横切面为椭圆形，中央染色较深的区域是灰质，呈蝴蝶形。灰质中较宽的突起为前角，较窄的突起为后角。灰质周围染色较浅的部分是白质。将灰质的前角对准视野中央，转到低倍镜观察。

［低倍镜观察］灰质中央的小孔是脊髓中央管，两侧与灰质相连。脊髓灰质前角，可见许多神经元（neuron）胞体及其相连的短突起（因为突起在离开细胞体不远的地方被切断）。脊髓白质染色亮，分布于周边，主要是神经纤维（彩图 6-6-1）。选择有突起、核较清晰的神经元，转到高倍镜继续观察。

［高倍镜观察］（彩图 6-6-2）

①神经元胞体：脊髓前角的多极神经元胞体较大而不规则，中央有一个大而圆的细胞核，呈空泡状，核膜核仁明显，染色深。伸出多个突起。胞质浅红色，内含嗜碱性团块或者颗粒，称为尼氏体（nissl body）。

②神经元突起：一个平面内可见切到多个突起，突起分为树突和轴突。树突可切到一至多个，内含尼氏体。轴突细而长，只有 1 个（由于轴突数量及切面原因，并非切片中每个神经元都可切到）。胞体发出轴突的起始部位呈圆锥形，粉红色均质状，称为轴丘。轴突和轴丘均无尼氏体分布。

③HE 染色不能显示神经胶质细胞的全貌，但可见大量紫蓝色的神经胶质细胞核，体积小，圆形或者椭圆形，散在分布于运动神经元胞体周围。

（2）有髓神经纤维（myelinated nerve fiber）

［实验材料］动物坐骨神经。

［制作方法］甲醛固定，石蜡包埋，横断切面和纵断切面各一，HE 染色。

［肉眼观察］切片标本上有两块组织，长条组织是坐骨神经的纵切面，圆形组织是

坐骨神经的横切面。

［低倍镜观察］

①坐骨神经纵切面：许多神经纤维平行排列，因排列紧密，所以每条神经纤维边界不清楚。选择排列较稀疏的神经纤维部位，转高倍镜进行观察。

②坐骨神经横切面（彩图6-6-4）：神经外表面包裹的致密结缔组织，称为神经外膜。神经外膜深入神经内，将神经分隔成椭圆形或不规则形、大小不等的神经纤维束。神经纤维束内许多粉红色圆形的结构，即神经纤维横切面。包在神经纤维束周围的结缔组织，称为神经束膜。神经纤维之间的结缔组织，称为神经内膜，薄而不易分辨。

［高倍镜观察］

①坐骨神经纵切面（彩图6-6-3）：充填在神经纤维之间的浅红色结构是结缔组织，内含大量紫蓝色细胞核，与施万细胞的细胞核较难鉴别。穿行于有髓神经纤维中央的轴突，呈红色深染的线状，又称轴索。轴突两侧有呈节段性包裹的粉红色细网状结构，称为髓鞘。髓鞘呈细网状是因为在制片过程中髓鞘的类脂质被溶解的缘故。髓鞘之间的缩窄，称为郎飞结（Ranvier node），此处没有髓鞘包绕，只有轴突。相邻两个郎飞结之间的一段神经纤维，称为结间体。紧贴髓鞘外侧，包围在神经纤维表面的一层极薄的红色膜，称为神经膜。因神经膜往往和周围的结缔组织紧紧贴在一起，在切片上不易分辨。在神经膜的内侧，呈长椭圆形，染成紫蓝色的是施万细胞核。

②坐骨神经横切面（彩图6-6-5）：重点观察有髓神经纤维横切面的构造。有髓神经纤维呈圆形，中央浅蓝色圆形结构是轴突。轴突周围粉红色网状结构是髓鞘。髓鞘外面可见薄的粉红色神经膜，有的切面尚有神经膜细胞施万细胞的细胞核。神经纤维之间充填的少量结缔组织和毛细血管，即神经内膜。

**2. 模型观察**

（1）神经元（彩图6-6-6） 掌握神经元的形态结构，观察神经元胞体和突起，对比树突与轴突的区别。

（2）有髓神经纤维（彩图6-6-7、彩图6-6-8） 有髓神经纤维中央是轴突，周围包绕有髓鞘。髓鞘之间的缩窄，即郎飞结。

（3）化学突触（彩图6-6-9） 掌握神经元与骨骼肌之间特化的细胞连接结构。观察突触前成分、突触间隙和突触后成分的形态特点。

## （二）教师示教部分

**1. 脊髓前角运动神经元中的神经原纤维**

［实验材料］动物脊髓。

［制作方法］甲醛固定，石蜡包埋，横断面切片，镀银法染色。

［高倍镜观察］运动神经元被染成黄褐色，细胞核不易被银盐着色，呈现浅黄色或透亮的区域。神经元胞体和所有的突起内充满了棕褐色细丝状的神经原纤维，在胞体内交叉成网状，沿突起平行排列。

## 2. 突触（synapse）

［实验材料］动物脊髓胸段。

［制作方法］甲醛固定，石蜡包埋，横断面切片，Golgi 银浸润法染色。

［高倍镜观察］运动神经元被染成棕黄色，在其胞体和突起表面可见许多棕黑色小蝌蚪或小纽扣形附着，突触小体（突触前成分）与神经元胞体或突起的接触点就是突触。

## 3. 骨骼肌的运动终板

［实验材料］壁虎尾部肌压片。

［制作方法］甲醛固定，石蜡包埋，氯化金染色。

［高倍镜观察］运动终板（motor end plate）是分布在骨骼肌纤维处的运动神经末梢。压片上骨骼肌纤维染成粉红色。运动神经末梢染成棕褐色，接近骨骼肌纤维时脱去髓鞘，裸露的轴突先形成爪样分支，每一分支末端再形成葡萄状膨大，即运动终板，与骨骼肌纤维形成突触连接，称神经肌连接（彩图 6-6-10）。

## 4. 触觉小体和环层小体

［实验材料］动物手指掌侧皮肤。

［制作方法］甲醛固定，石蜡包埋，HE 染色。

［高倍镜观察］表皮基底部凹凸不平，与真皮呈波浪状相接，真皮突入表皮的部分为真皮乳头。移动切片观察，在部分真皮乳头处可见染色较深的椭圆形团块结构，即触觉小体，外包为结缔组织被囊，内含平行排列的扁平细胞，细丝状的轴突末梢镀银染色可见（彩图 6-6-11）。

移动切片，在真皮深部或皮下组织处可见同心圆排列的圆形或椭圆形结构，即环层小体，同为有被囊的感觉神经末梢，内含数层同心圆排列的扁平细胞，细丝状的轴突末梢镀银染色可见（彩图 6-6-12）。

## 【思考题】

1. 何谓郎飞结？有什么意义？
2. 光镜下如何区分神经的横切面与骨骼肌的横切面？
3. 何谓突触？有什么意义？
4. 什么是神经纤维？什么是神经原纤维？
5. 在 HE 染色切片上，运动神经元的树突和轴突有哪些差别？最主要的区别是什么？

# 实验七　循环系统

## 【实验目的】

1. 掌握动脉、毛细血管和心壁的组织结构以及血管壁的一般结构特点；掌握中动脉和中静脉管壁结构的异同。

2. 熟悉静脉的结构特点。

## 【实验内容】

### （一）学生观察部分

**组织切片** 中动脉和中静脉。

［实验材料］动物股动脉、股静脉。

［制作方法］甲醛固定，石蜡包埋，横断面切片，HE染色。

［肉眼观察］可见中动脉和中静脉相伴行，中动脉管壁较厚，管腔小，呈圆形。中静脉因管腔大，管壁薄，常呈扁圆形或塌陷状态。

［低倍镜观察］

①中动脉管壁三层膜分界明显，中膜最厚，呈深红色；外膜稍薄，呈浅红色（彩图6-7-1）。

②中静脉三层分界不明显，中膜薄，外膜所占比例较大。血管壁的外膜与周围的结缔组织之间无明显界限（彩图6-7-2）。有的腔面可见静脉瓣。

［高倍镜观察］

①中动脉（medium-sized artery）（彩图6-7-3）

内膜：由内向外分为内皮、内皮下层和内弹性膜三层。内皮：内皮细胞的核呈扁椭圆形，突出于血管腔面。内皮下层：很薄的结缔组织。内弹性膜：内膜与中膜交界处呈淡红色、波浪状的结构。

中膜：最厚，呈深红色，由10～40层平滑肌环绕在管壁周围，故中动脉又称肌性动脉。平滑肌纤维之间还可见大量分散的胶原纤维和弹性纤维。

外膜：厚度与中膜相似，由结缔组织组成。中膜与外膜交界处可见多层不连续的波浪状结构，即外弹性膜。外膜与周围结缔组织无明显的分界。外膜中有小的营养血管，提供血管外膜和中膜的营养。

②中静脉（medium-sized vein）（彩图6-7-4）：内弹性膜和外弹性膜不明显，故三层膜分界不清楚。中膜很薄，由几层平滑肌纤维组成。外膜较厚，移行于周围的结缔组织。有的外膜中可见少量纵行平滑肌。

### （二）教师示教部分

**心内膜下层（subendocardial layer）**

［实验材料］狗心室。

［制作方法］甲醛固定，石蜡包埋，横断面切片，HE染色。

［高倍镜观察］（彩图6-7-5）在心内膜下层的疏松结缔组织，可见成群分布的浦肯野纤维横切面，其直径较一般心肌纤维粗大，细胞内肌浆成分丰富而肌原纤维少，染色比心肌组织略深。也可见浦肯野纤维伸入心肌层内。

## 【思考题】

1. 毛细血管的分类、电镜结构和分布？
2. 光镜下怎样区分中动脉的内膜、中膜和外膜？
3. 简述中动脉和中静脉管壁结构的异同。
4. 普通心肌纤维和浦肯野纤维有何区别？
5. 中动脉中膜的胶原纤维和弹性纤维以及基质成分是由哪种细胞合成和分泌的？

## 【集体阅片】

在大屏幕上集体观察狗股动脉、静脉横切面，比较中动脉和中静脉在组织结构上的相同和不同之处。

# 实验八  免疫系统

## 【实验目的】

1. 掌握淋巴结的形态结构及功能。
2. 熟悉脾脏结构与功能的关系。

## 【实验内容】

### （一）学生观察部分

**1. 组织切片**  淋巴结（limph node）。

［实验材料］动物肠系膜淋巴结。

［制作方法］甲醛固定，石蜡包埋，纵切面切片，HE 染色。

［肉眼观察］切片上淋巴结呈蚕豆形，一侧切到有一凹陷的区域为淋巴结门部。周围染色较深的区域为皮质；内部结构疏松、染色较浅的区域为髓质。

［低倍镜观察］在淋巴结表面可见一层结缔组织的被膜，被膜以内由浅入深分别为淋巴结的皮质和髓质，皮质染色较深，髓质染色较浅（彩图 6-8-1、彩图 6-8-2）。

［高倍镜观察］从外往内观察。

①被膜：覆盖淋巴结表面，由薄层致密结缔组织构成，染成浅红色。被膜伸入淋巴结内形成小梁，小梁与网状纤维共同构成淋巴结的支架。被膜内有许多输入淋巴管的切面，管壁由一层扁平的内皮细胞围成。如果切到淋巴结门部，可见有血管、神经和输出淋巴管等结构进出。

②皮质：位于实质的周边，呈深紫色，分为浅层皮质、副皮质区和皮质淋巴窦三个部分。

浅层皮质：是紧贴被膜下方的区域，可见许多淋巴细胞聚集形成椭圆形的淋巴小结

（lymphoid nodule）（彩图 6-8-1），主要含有 B 淋巴细胞和巨噬细胞等。有的淋巴小结中央着色较浅为生发中心。选择一个生发中心明显的淋巴小结进行观察。生发中心内侧份为暗区，多为大淋巴细胞；外侧份为明区，多为中淋巴细胞；生发中心的顶部及周围有一层密集的小淋巴细胞，即小结帽。（小结帽与暗区如何区分？）

副皮质区（深层皮质单位）：位于浅层皮质的内侧。副皮质区为弥散淋巴组织，主要由胸腺迁移来的 T 淋巴细胞构成，故该区又称胸腺依赖区。此区可见高内皮的毛细血管后微静脉。

皮质淋巴窦：在被膜下方以及小梁周围，可见到疏松的腔隙，分别称为被膜下窦和小梁周窦，二者合称为皮质淋巴窦。镜下可见窦壁由一层扁平的内皮细胞围成，内皮细胞外还可见一层扁平的网状细胞和少量网状纤维及基质，窦腔内可见一些星状内皮细胞（细胞呈星形，胞核呈圆形，染色浅，胞质染色成淡红色）及许多淋巴细胞和巨噬细胞。

③髓质：位于淋巴结的中央区域，较疏松，包括髓索和髓窦（髓质淋巴窦）。髓索呈条索状，染色深，互相连接成网，与髓窦相间排列。髓窦与皮窦结构相同，但窦腔更大，在高倍镜下，可见窦腔内的游走巨噬细胞，它们形状不规则，细胞核着色深，常偏位，胞质嗜酸性（彩图 6-8-2）。

**2. 模型观察**

淋巴结（彩图 6-8-3、彩图 6-8-4）区分被膜、皮质部和髓质部三个部分。然后进一步区分皮质部的淋巴小结、小结间区、皮质淋巴窦等结构；髓质部的髓索和髓窦，以及淋巴结门部的结构。

## （二）教师示教部分

### 1. 淋巴结门部（hilum of lymph node）

［实验材料］兔肠系膜淋巴结。

［制作方法］甲醛固定，石蜡包埋，纵切面切片，HE 染色。

［低倍镜观察］淋巴结门部由疏松结缔组织构成，内含血管、输出淋巴管、神经等。其中输出淋巴管管腔大而不规则，管壁薄，管腔内有一层内皮细胞，外围由结缔组织和少量平滑肌构成。管腔内可见瓣膜。

### 2. 淋巴结髓质（medulla of lymph node）　同前述。

### 3. 毛细血管后微静脉（post capillary venules）

［实验材料］兔肠系膜淋巴结。

［制作方法］甲醛固定，石蜡包埋，纵切面切片，HE 染色。

［高倍镜观察］毛细血管后微静脉分布在淋巴结皮质的副皮质区，管壁由一层立方状内皮细胞构成，核圆，居中。

## 【思考题】

1. 简述淋巴结的结构和功能。

2. 何谓淋巴小结？有什么功能？

3. 淋巴结皮窦和髓窦的结构有何异同？

4. 怎样区分淋巴结的髓索与小梁？

## 【集体阅片】

在大屏幕上集体观察兔肠系膜淋巴结纵切面，讨论淋巴液输入、输出淋巴结所经过的路径。

# 实验九　消化系统

## 【实验目的】

1. 掌握胃壁和小肠壁的显微结构特点，并加以区分。

2. 掌握肝脏、胰腺外分泌部的显微结构。

3. 熟悉胰岛的主要细胞组成及功能。

## 【实验内容】

### （一）学生观察部分

**1. 组织切片**

（1）胃（stomach）

［实验材料］动物胃底部。

［制作方法］甲醛固定，石蜡包埋，横断面切片，HE 染色。

［肉眼观察］可区分出三层结构：黏膜层染成紫红色，居于表层，呈凹凸不平状；黏膜下层染成浅红色，居于中层；肌层染成深红色，紧挨着中层。外膜很薄，附在肌层外，肉眼不易分辨。

［低倍镜观察］先区分胃壁四层组织结构［由内向外依次为黏膜层、黏膜下层、肌层、外膜（浆膜）］，再逐层进行观察（彩图 6-9-1）。

［高倍镜观察］重点观察黏膜层的组织结构。

①黏膜上皮：单层柱状上皮，主要由表面黏液细胞组成，无杯状细胞。胃黏膜表面漏斗状的凹陷，为胃小凹（彩图 6-9-2），胃底腺由此通出。

②固有层：由结缔组织组成，此层内充满胃底腺（彩图 6-9-3）。胃底腺是开口于胃小凹的管状腺，在 HE 染色的切片上可见胃底腺的两种主要细胞。

主细胞（chief cell）：数量最多，分布于胃腺的体部与底部。细胞呈柱状或锥形。核呈圆形，位于细胞基部。顶部胞质染色浅，基部胞质呈嗜碱性。

壁细胞（parietal cell）：数量较少，多分布于腺体的颈部和体部。胞体圆形或多边形，分散于主细胞之间。核呈圆形，比主细胞大，居细胞中央。细胞质嗜酸性，可见深红色的细小颗粒，它与染成淡紫色的主细胞形成鲜明对比。

③黏膜肌层：靠近胃底腺下方，由内环、外纵两层平滑肌组成。

（2）小肠（small intestine）

［实验材料］动物小肠。

［制作方法］甲醛固定，石蜡包埋，横断面切片，HE 染色。

［肉眼观察］可区分出三层结构：黏膜层、黏膜下层和肌层。外膜很薄，附在肌层外，肉眼不易分辨。其中，黏膜层染成蓝色，居于肠腔内，表面有许多细小突起，即小肠绒毛。

［低倍镜观察］移动切片，从肠腔面向外依次区分肠壁的四层结构（彩图 6-9-4）。

①黏膜：可见黏膜表面有指状突起，突向肠腔，是小肠绒毛。绒毛由上皮和固有层向肠腔突起而成。固有层中可见肠腺的不同断面，此层还可见淋巴组织。固有层外是黏膜肌层，为内环、外纵两层平滑肌。

②黏膜下层：为较致密的结缔组织。十二指肠的黏膜下层内充满十二指肠腺，有较大的血管。有的切片中可见到黏膜下神经丛。

③肌层：为内环、外纵两层平滑肌。两层肌之间有肌间神经丛。

④外膜：除部分十二指肠壁为纤维膜外，余均为浆膜，大多已脱落。

［高倍镜观察］重点观察黏膜层的组织结构（彩图 6-9-5）。

①小肠绒毛：为黏膜层的上皮和固有层的一部分向肠腔形成的突起。绒毛表面覆以单层柱状上皮（含有杯状细胞）。柱状细胞（即吸收细胞）的游离面有一薄层红色的纹状缘。绒毛的中轴为固有层的结缔组织，内含大量的有孔毛细血管，其中央有纵行排列的中空管道，即中央乳糜管（辅以示教）。

②小肠腺：位于固有层中，是由黏膜上皮下陷形成的单管腺。腺细胞主要为五种：吸收细胞、杯状细胞、内分泌细胞、帕内特细胞和干细胞。在 HE 染色的标本上，只能见到柱状细胞和杯状细胞。特殊染色下，可见到潘氏细胞和内分泌细胞（辅以示教）。

（3）肝脏（liver）

［实验材料］猫或猪肝脏。

［制作方法］甲醛固定，石蜡包埋，切片，HE 染色。

［肉眼观察］肝脏切片呈紫红色。

［低倍镜观察］在肝脏表面有一层呈粉红色的结缔组织被膜，上覆盖一层间皮，被膜在肝门处伸入肝实质，形成隔膜，将肝分成若干小叶，称肝小叶。观察时注意，猫肝小叶之间结缔组织很少，故小叶分隔不清楚。在观察时，先找到门管区，门管区的结缔组织较多，在切片上门管区呈三角形或多边形，其中包括三种管道的切面，然后根据相邻几个门管区所包绕的区域确定肝小叶的大致轮廓。肝小叶呈多边形，中央有一较大的空腔，即中央静脉（彩图 6-9-6）。置肝小叶于低倍镜视野中央，换高倍镜观察。

［高倍镜观察］重点观察肝小叶和门管区（彩图 6-9-7、彩图 6-9-8）。

①中央静脉：位于肝小叶中央，管壁不完整，为肝血窦的汇集处。

②肝细胞板：由肝细胞彼此连接成的细胞板，以中央静脉为中心向四周呈放射状排

列。（肝索与肝板的区别？）肝细胞较大，多边形，核圆形，单核或双核。

③肝血窦：为肝细胞索之间的腔隙，开口于中央静脉，腔内含有血细胞。肝血窦管壁上可见扁平的内皮细胞，紧贴肝细胞索，内皮细胞核小，扁圆形，染色深，突向血窦腔。窦腔内有一些细胞，体积较大且形状不规则，胞质嗜酸性，为库普弗细胞（Kupffer cell），又名肝巨噬细胞。

④门管区（portal area）：为肝小叶之间的结缔组织构成，内含三种管腔。

小叶间胆管：由单层立方上皮组成，有的管径较粗则变为单层柱状上皮。

小叶间动脉：为肝动脉的分支，管径小，管壁较厚，管腔圆而较规则。

小叶间静脉：为门静脉的分支，管腔大而不规则，管壁较薄。

**2. 模型观察**

（1）胃（stomach）（彩图 6-9-9）　区分胃壁的四层组织结构。重点观察黏膜层的胃小凹、胃底腺。

（2）小肠（small intestine）（彩图 6-9-10）　区分小肠壁的四层结构。重点观察黏膜层的小肠绒毛、小肠腺、淋巴小结。

（3）肝脏（liver）（彩图 6-9-11）　理解肝小叶和门管区的位置关系，重点观察肝小叶、肝索、肝板、肝血窦、胆小管、库普弗细胞、小叶下静脉、小叶间胆管、小叶间静脉、小叶间动脉。

## （二）教师示教部分

**1. 中央乳糜管（central lacteal）**

［实验材料］猫小肠。

［制作方法］甲醛固定，石蜡包埋，横断面切片，HE 染色。

［高倍镜观察］管壁为一层内皮细胞，管腔较大，内可有淡红色物质。

**2. 潘氏细胞（Paneth cell）**

［实验材料］猫小肠。

［制作方法］甲醛固定，石蜡包埋，横断面切片，潘氏细胞染色法。

［高倍镜观察］细胞呈锥体形，三五成群地分布在肠腺底部，胞质内含有粗大、鲜红色颗粒，核位于基部，染色深。

**3. 内分泌细胞（argyrophil cell）**

［实验材料］动物小肠。

［制作方法］甲醛固定，石蜡包埋，横断面切片，镀银法。

［高倍镜观察］数量不多，大都单独地分散在黏膜上皮细胞和肠腺上皮细胞之间，形态与柱状细胞相同，胞质内含有许多棕褐色嗜银颗粒。

**4. 胰腺（pancreas）**

［实验材料］动物胰腺。

［制作方法］甲醛固定，石蜡包埋，横断面切片，HE 染色。

［高倍镜观察］在示教片中主要观察腺泡和胰岛（彩图 6-9-12）。

①腺泡：由单层锥体形细胞组成。核呈圆形，位于细胞基底部。腺腔内可见数个椭圆或扁平而染色淡的细胞核，是由闰管细胞伸入腺泡腔形成的泡心细胞的细胞核。

②胰岛（pancreas islet）：是分布在腺泡之间的细胞团，组成胰岛的细胞数量不等，细胞之间含有丰富的毛细血管，经特殊染色后可区分胰岛内 A、B、D、PP 四种细胞。

## 【思考题】

1. 比较胃和小肠的切片有哪些异同。

2. 怎样辨认肝小叶？

3. 消化管的各层结构中，变化较大的是哪一层？为什么？

## 【集体阅片】

在大屏幕上集体观察猫肝和猪肝的组织切片，比较两者的结构，分析差异的原因之所在。思考正常人肝与哪个更接近；当人肝与猪肝的结构近似时，提示有什么病变。

# 实验十　呼吸系统

## 【实验目的】

1. 掌握肺内细支气管、终末细支气管及肺呼吸部的结构。

2. 熟悉气管管壁分层及各层结构。

## 【实验内容】

### （一）学生观察部分

**1. 组织切片** 肺（lung）。

［实验材料］动物肺。

［制作方法］甲醛固定，石蜡包埋，切片，HE 染色。

［肉眼观察］肺组织呈紫红色的细网状，肺泡为较小的不规则空腔，肺泡间夹有大小不等的管腔，为肺内小支气管或血管的切面。

［低倍镜观察］（彩图 6-10-1）首先找到浆膜，再区分肺的导气部和呼吸部（有什么本质差异？），最后重点观察肺的导气部（总的变化趋势是什么？）。

［高倍镜观察］不断切换低倍镜和高倍镜，仔细辨认下述结构：

①小支气管：管腔较大，管壁厚。假复层纤毛柱状上皮，其中夹有大量杯状细胞。上皮的基膜比较明显。固有层平滑肌分散存在；黏膜下层薄，为疏松结缔组织，黏膜下层和固有层没有明显的分界；外膜中有分散的蓝色软骨片。

②细支气管：管腔变小，管壁变薄。黏膜有皱襞。假复层纤毛柱状上皮或单层纤毛柱状上皮，杯状细胞少或无。固有层环形平滑肌相对增加，软骨小块和腺体渐少至

消失。

③终末细支气管：管腔更小，管壁更薄，黏膜皱襞更明显。黏膜上皮为单层柱状上皮或单层柱状纤毛上皮，无杯状细胞，固有层薄，无腺体，平滑肌纤维形成完整一圈，无软骨片（彩图 6-10-2）。

④呼吸性细支气管：管壁不完整（为什么？），有肺泡开口。管壁衬有单层低柱状或立方上皮，外有薄层结缔组织和少量平滑肌纤维环绕（彩图 6-10-3）。

⑤肺泡管：管壁更加不完整，在切片中仅见肺泡间隔处增厚，呈结节状膨大，管壁被覆单层立方上皮或单层扁平上皮，上皮深面的薄层结缔组织中可见染成红色的平滑肌断面（彩图 6-10-4）。

⑥肺泡囊：为多个肺泡的共同开口处，已无管壁结构。

⑦肺泡：为许多大小不等、开口不规则的空泡状结构。上皮是由单层扁平细胞（Ⅰ型肺泡上皮细胞）和散在的立方细胞（Ⅱ型肺泡上皮细胞）组成。HE 染色标本上细胞的分界不清楚。肺泡之间的结缔组织为肺泡隔（辅以示教）。

**2. 模型观察**

肺小叶（pulmonary lobule）（彩图 6-10-5）　区分肺的导气部和呼吸部，了解肺小叶的概念和构成，通过观察熟练掌握各级结构的空间位置关系。

## （二）教师示教部分

**肺泡隔（ interalveolar septum）**

［实验材料］兔肺。

［制作方法］甲醛固定，石蜡包埋，横断面切片，HE 染色。

［高倍镜观察］位于相邻肺泡间，含丰富的弹性纤维、网状纤维和密集的毛细血管网。肺巨噬细胞散在于肺泡腔或肺泡隔内，体积较大，胞质嗜酸性。有的肺泡隔和肺泡腔内可见到吞噬了棕黑色尘埃颗粒的尘细胞，尘细胞胞体较大，椭圆形或不规则形（彩图 6-10-6）。

## 【思考题】

1. 怎样区分肺的导气部和呼吸部？

2. 如何鉴别构成肺泡的两种细胞？

## 【集体阅片】

呼吸性细支气管远端气道过度充气膨胀导致肺气肿，在集中观察肺的组织切片的基础上，探讨发生肺气肿的形态学原因。

## 实验十一　泌尿系统

【实验目的】

1. 掌握肾单位的组成及形态结构特点。
2. 熟悉球旁复合体的位置、组成和结构特点。
3. 了解集合管的结构特点。

【实验内容】

### （一）学生观察部分

**1. 组织切片**　肾（kidney）。

［实验材料］狗肾。

［制作方法］甲醛固定，石蜡包埋，纵断面切片，HE 染色。

［肉眼观察］标本呈扇形，表层扇面一侧染色略深的为皮质，尖端部分染色略浅的为髓质。

［低倍镜观察］（彩图 6-11-1）

①被膜位于肾的表面，是由致密结缔组织构成的纤维膜。

②被膜深面为肾实质，包括皮质和髓质。染色较红的为皮质，其深面染色较浅的为髓质。皮质和髓质交界处可见弓形血管的断面，这是皮质和髓质的分界标志。

皮质：位于被膜下方，染成深红色的部分，包括皮质迷路和髓放线两部分。皮质迷路内可见散在分布的球形的肾小体和密集的肾小管横切面，此处肾小管呈圆形或不规则形状。髓放线位于皮质迷路之间，是髓质呈辐射状伸入皮质形成的条纹状结构，含平行排列的纵切或斜切的直行小管。每条髓放线及其周围相邻的皮质迷路组成一个肾小叶。

髓质：移动标本向深面观察染色浅的部分，可见髓质仅由管道组成而无肾小体，包括部分近端小管直部、远端小管直部、细段和集合小管等管道，管道间可见血管断面。

［高倍镜观察］（彩图 6-11-2）

①肾小体（renal corpuscle）：肾小体呈球形，又称肾小球，由血管球和肾小囊组成。血管球由一团毛细血管组成。肾小囊包在血管球的外面，是由肾小管起始端膨大凹陷形成的双层囊状结构。囊壁分脏、壁两层，外层称壁层，由单层扁平上皮组成；内层称脏层，由足细胞紧贴血管球毛细血管的外周，与内皮不易区别。脏、壁两层细胞之间的腔隙，为肾小囊腔。在肾小体的血管极，有些切片可以观察到稍粗的入球小动脉和稍细的出球小动脉（往往容易找到其中一个）。

②近端小管（proximal tubule）曲部（近曲小管）：数量多，在切片上多是横切面或斜切面，管腔小而不规则。管壁较厚，由锥体形的立方上皮组成，细胞体积较大，胞质呈强嗜酸性，染成深红色，核为圆形或椭圆形，靠近细胞基底部。管壁细胞界限不清，

细胞游离面有一层染成红色的毛刷状结构，即刷状缘，由于在制片时易脱落，所以切片上往往不清楚。

③远端小管（distal tubule）曲部（远曲小管）：横切面上管腔大且形状规则。管壁由体积较小的立方上皮组成，细胞质呈弱酸性，着色较浅，核呈圆形，位于细胞中央。细胞界限清楚，游离面无刷状缘。

④近端小管直部（近直小管）和远端小管直部（远直小管）：位于髓放线和髓质的近皮质处，近直小管与近曲小管形态结构相似，但细胞较矮，管壁较薄。远直小管结构与远曲小管相似，但管腔较小。胞质染成紫红色，细胞界限较清楚。

⑤细段：管腔细小，管壁薄，由单层扁平上皮构成，细胞核突入管腔，使管腔呈波浪形。注意区别细段和毛细血管（毛细血管腔内常有血细胞，内皮细胞更为扁平）。

⑥集合小管：较远端小管曲部管腔更大，形状更规则。管壁由立方上皮组成，细胞界限明显，胞质透明，染色较浅，核呈圆形，染色深，位于细胞中央。

**2. 模型观察**

（1）肾纵切面（彩图 6-11-3） 区分肾脏皮质部和髓质部，重点观察皮质迷路、髓放线、肾锥体、肾柱，并与显微结构相结合。

（2）肾小体（renal corpuscle）（彩图 6-11-4） 又称肾小球，由血管球和肾小囊构成。观察肾小囊壁层和脏层，以及两层间的肾小囊腔，脏层细胞特殊为足细胞。识别血管极的入球微动脉和出球微动脉，在入球微动脉处可见球旁细胞，远曲小管近血管极处可见致密斑。观察毛细血管形成的血管球。

（3）足细胞与毛细血管关系立体模式图（彩图 6-11-5） 区分足细胞和毛细血管，识别足细胞胞体及其各级突起，并观察足细胞突起与其所盘绕的毛细血管之间的关系。

## （二）教师示教部分

**1. 球旁细胞（juxtaglomerular cell）**

［实验材料］兔肾。

［制作方法］甲醛固定，石蜡包埋，纵切面切片，HE 染色。

［高倍镜观察］入球微动脉中膜的平滑肌纤维转变为上皮样的细胞，称为球旁细胞。细胞呈椭圆形，胞质中含有紫蓝色的细小颗粒。

**2. 致密斑（macula densa）**

［实验材料］兔肾。

［制作方法］甲醛固定，石蜡包埋，横断面切片，HE 染色。

［高倍镜观察］远端小管曲部在靠近肾小体血管极一侧的细胞增高且排列致密，呈斑块状隆起，称为致密斑。

**3. 球外系膜细胞（extraglomerular mesangial cell）**

［实验材料］兔肾。

［制作方法］甲醛固定，石蜡包埋，横断面切片，HE 染色。

［高倍镜观察］又称极垫细胞，是肾小体血管极三角区内的一群细胞，一般仅能见

其细胞核。

## 【思考题】

1. 光镜下如何区分位于肾小体血管极的入球微动脉和出球微动脉？
2. 何谓致密斑？有什么功能？
3. 简述肾近曲小管和远曲小管管壁结构的异同。
4. 什么是刷状缘？电镜下由什么结构组成？有什么作用？

# 实验十二　生殖系统

## 【实验目的】

1. 掌握睾丸和卵巢的组织结构。
2. 熟悉睾丸间质细胞光镜结构及功能；黄体的结构，子宫内膜的组织结构及其周期性变化。
3. 了解附睾、输精管和前列腺的结构；输卵管、阴道及乳腺的结构。

## 【实验内容】

### （一）学生观察部分

**1. 组织切片**

（1）睾丸和附睾（testis and epididymis）

[实验材料] 动物睾丸和附睾。

[制作方法] 甲醛固定，石蜡包埋，纵断面切片，HE 染色。

[肉眼观察] 该组织切片可同时切到睾丸和附睾，可见标本上明显分为两部分。睾丸略呈椭圆形，占较大部分，它的一侧有一长条形的是附睾。

[低倍镜观察]

①睾丸表面为致密结缔组织构成的白膜。白膜以内为睾丸实质，白膜深入睾丸实质将其分为许多小叶，每个小叶内含大量大小不等的生精小管的断面，呈椭圆形，管壁厚，由多层大小不等的细胞组成。生精小管之间的薄层疏松结缔组织中血管丰富，含有成群的圆形或椭圆形的睾丸间质细胞。

②附睾表面有结缔组织构成的被膜。内有两种管道，附睾的头由输出小管组成，管壁较薄，管腔起伏不平；附睾的体和尾由附睾管组成，管壁较厚，管腔平整。

[高倍镜观察]

①睾丸生精小管（seminiferous tubule）：管壁由生精上皮组成，可分为生精细胞和支持细胞两种，细胞之间排列紧密。在生精小管的外围有一薄层染成粉红色的界膜。由界膜从外向内观察，可见到不同发育过程的生精细胞有序排列（彩图 6-12-1）。

精原细胞（spermatogonium）：紧贴界膜。细胞体积小，呈圆形或立方形。核圆形，染色质染色较深。

初级精母细胞（primary spermatocyte）：位于精原细胞内侧。有 1 ～ 3 层，细胞体积大，呈圆形；核圆，较大，常呈分裂状态，故可看到粗大的着深蓝色的染色体。

次级精母细胞（secondary spermatocyte）：位于初级精母细胞内侧。细胞较小而圆，但体积略小。由于存在时间短，故不易找到。

精子细胞（spermatid）：位于次级精母细胞内侧。可有数层排列，细胞较小，核呈圆形或椭圆形，较小，染色较深。

精子（spermatozoon）：常成群靠近管腔面。形似蝌蚪，长约 60μm，分头部和尾部。

支持细胞：散在分布于生精细胞之间。细胞轮廓不清，核大，呈椭圆形或三角形，长轴与管壁垂直，核内染色质少，着色浅，可见一明显的核仁。

②睾丸间质细胞：常单个或三五成群分布于生精小管之间的结缔组织内。细胞体积大，呈圆形或多边形。核呈圆形，常偏位，着色淡，胞质嗜酸性。

③附睾输出小管：上皮由高柱状纤毛细胞和矮柱状细胞相间排列而成，故管腔不规则。基膜外有少量环形的平滑肌。

④附睾管：上皮为假复层柱状上皮，上皮内主细胞游离面有粗而长的静纤毛，基细胞矮小，位于上皮深面，呈锥形。上皮基膜外侧有薄层平滑肌及结缔组织。腔内有许多精子。

（2）前列腺（spaslate gland）

［实验材料］动物前列腺。

［制作方法］甲醛固定，石蜡包埋，纵断面切片，HE 染色。

［肉眼观察］组织切片标本一侧表面染色深红的为被膜，其内有许多大小形状不一的前列腺腺泡腔；其余染红色的是支架组织。

［低倍镜观察］（彩图 6-12-2）

①被膜和支架组织：表面有被膜，由致密结缔组织和平滑肌组成，被膜组织伸入腺实质，构成支架组织，约占实质的 1/3。

②腺泡：腺腔较大，腔面极不规则，是由于腺上皮形成皱襞，前列腺被膜内平滑肌收缩所致。腔内有分泌物浓缩成的前列腺凝固体，呈红色的同心圆板层状结构，若钙化则形成结石。

［高倍镜观察］（彩图 6-12-3）同一腺泡的腺上皮形态多样，可见单层柱状、假复层柱状上皮或单层立方上皮。

（3）输精管（ductus deferens）

［实验材料］狗或人输精管。

［制作方法］甲醛固定，石蜡包埋，横断面切片，HE 染色。

［肉眼观察］组织切片标本为输精管横切面，管壁很厚，管腔窄小。

［低倍镜观察］管壁由黏膜、肌层和外膜三层组成。

①黏膜：上皮为假复层柱状上皮，固有层结缔组织中弹性纤维发达。管腔形状不规则（平滑肌收缩引起黏膜突入管腔）。

②肌层：很厚，由内纵、中环、外纵三种走向的平滑肌纤维构成。

③外膜：结缔组织组成。

（4）卵巢（ovary）

[实验材料]动物卵巢。

[制作方法]甲醛固定，石蜡包埋，纵断面切片，HE染色。

[肉眼观察]组织切片标本呈长椭圆形，染成红色。周围部分着色稍深的为皮质，内有大小不等的圆形卵泡；中央着色较浅的为髓质。

[低倍镜观察]

①被膜：卵巢表面的单层扁平或单层立方上皮，称为表面上皮。深面的薄层致密结缔组织，称为白膜。

②皮质：位于实质周围，由各级不同发育时期的卵泡和结缔组织构成，占卵巢的大部分。

③髓质：和皮质没有明显界限，在实质中央，为疏松结缔组织，内含大量血管和神经。

[高倍镜观察]依次从外向内重点观察各期发育的卵泡：

①原始卵泡（primordial follicle）：位于皮质浅层。数量较多，体积小。由中央一个较大的初级卵母细胞（primary oocyte）和周围一层扁平的卵泡细胞组成。卵母细胞体积大，核大而圆，呈空泡状，核仁明显，染色深（彩图6-12-4）。

②初级卵泡（primary follicle）：中央为体积稍大的初级卵母细胞，周围为单层立方形的卵泡细胞或多层的卵泡细胞。卵母细胞与卵泡细胞之间有一层嗜酸性的均质膜，称为透明带（zona pellucida）。紧贴透明带的一层呈放射状排列的卵泡细胞，称为放射冠（corona radiata）。卵泡周围增生的结缔组织，逐渐形成卵泡膜（彩图6-12-4）。

③次级卵泡（secondary follicle）：位于皮质深层，卵泡体积增大，由中央的卵母细胞和周围的卵泡细胞组成。在卵泡细胞之间出现大小不等的腔隙，称为卵泡腔，腔内充满卵泡液。卵母细胞与其周围的卵泡细胞被挤向一侧，呈小岛状突入卵泡腔内，称为卵丘（大多数未切到卵丘）。卵母细胞体积增大，周围贴有透明带和放射冠。许多小的卵泡细胞紧密排列在卵泡的周围构成卵泡壁，称为颗粒层。卵泡膜分内、外两层，内膜层结构比较疏松，富于毛细血管和结缔组织细胞；外膜层结构较紧密，结缔组织胶原纤维含量多（彩图6-12-5）。

④成熟卵泡（mature follicle）：卵泡体积最大，直径可达到2cm左右，突出于卵巢表面。切片中多见接近成熟的卵泡。

⑤闭锁卵泡：卵泡发育至各个阶段，均可能退化成闭锁卵泡。其特点是卵母细胞退化消失，卵泡细胞萎缩、分散或消失；透明带皱缩、塌陷成一团嗜酸性的物质，最后溶解。

⑥间质腺：是由晚期次级卵泡退化时而来，卵泡膜细胞增生，呈多边形，胞质为空泡状，着色浅。结缔组织和血管能够将这些细胞分隔，形成细胞团或细胞索，称间质腺。

（5）子宫增生期（uterus proliferative phase）

［实验材料］狗或人子宫。

［制作方法］甲醛固定，石蜡包埋，纵断面切片，HE 染色。

［肉眼观察］标本一侧中央有一小凹陷，凹陷周围染色较蓝的部分为子宫黏膜。

［低倍镜观察］找到子宫内膜，内膜外为纵横交错的平滑肌，外膜为浆膜。

［高倍镜观察］重点观察子宫内膜：

①内膜：上皮为单层柱状上皮，分泌细胞多，纤毛细胞少。固有层较厚，细密结缔组织内含较多梭形或星形的基质细胞。上皮向固有层凹陷形成子宫腺，腺腔较小，腔内无分泌物，腺上皮为单层柱状，并可见少量螺旋动脉断面。

②肌层：较厚，肌纤维纵横交错，肌纤维间有许多较大的血管。

③外膜：为浆膜，由少量结缔组织和间皮组成，大部分已脱落。

（6）子宫分泌期（uterus secretory phase）

［实验材料］狗或人子宫。

［制作方法］甲醛固定，石蜡包埋，纵断面切片，HE 染色。

［肉眼观察］标本长轴为整个子宫壁的厚度，其较宽的一侧染色较蓝，为子宫内膜。

［低倍镜观察］找到子宫内膜，内膜外为纵横交错的平滑肌，外膜为浆膜。

［高倍镜观察］重点观察子宫内膜，并与增生期对比。

内膜上皮为单层柱状，由大量的分泌细胞和散在的纤毛细胞组成。固有层结缔组织较松散，空隙增大，有水肿现象，基质细胞增多变大。子宫腺腺上皮为单层柱状，腺腔大而不规则，腔内有分泌物；少数腺体的末端伸入肌层。固有层内可见螺旋动脉的断面。

（7）静止期乳腺（resting mammary gland）

［实验材料］人乳腺。

［制作方法］甲醛固定，石蜡包埋，纵断面切片，HE 染色。

［肉眼观察］组织切片标本为乳腺中的一小部分，着色浅的为脂肪组织，着色深的小团是乳腺小叶。

［低倍镜观察］大部分为结缔组织，可有脂肪组织或细胞。乳腺小叶由腺泡、导管及疏松结缔组织组成，分布分散。小叶间是致密结缔组织，内有小叶间导管。

［高倍镜观察］小叶内腺泡稀少，腺腔狭窄或不明显，与小叶内导管难以分辨。

（8）活动期乳腺（lactating mammary gland）

［实验材料］羊乳腺。

［制作方法］甲醛固定，石蜡包埋，纵断面切片，HE 染色。

［肉眼观察］组织切片标本为乳腺中的一小部分，被分隔为若干小叶，小叶内有粉

红色物质，是腺泡腔内的乳汁。

　　［低倍镜观察］腺体发达，结缔组织少，小叶界限明显。因为处于不同的分泌时期，小叶内的腺泡形态不一致。小叶间导管较大，充满乳汁，由复层柱状上皮构成。

　　［高倍镜观察］重点观察腺泡。腺泡由单层上皮组织构成。有的腺上皮呈扁平或立方状，泡内有不规则的脂滴小泡；有的腺上皮呈高柱状，腔内无乳汁；有的腺泡内有大量染成红色的乳汁。

　　（9）输卵管（ouiduct）

　　［实验材料］狗或人输卵管。

　　［制作方法］甲醛固定，石蜡包埋，横断面切片，HE 染色。

　　［低倍镜观察］管壁由黏膜、肌层和浆膜组成。特别是黏膜要重点观察，其皱襞发达，高且分支，几乎充满管腔。

　　［高倍镜观察］

　　①黏膜：表面为单层柱状上皮，固有层为薄层疏松结缔组织。

　　②肌层：由内环、外纵两层平滑肌组成。

　　③外膜：为结缔组织形成的浆膜。

**2. 模型观察**

　　（1）睾丸和附睾（testis and epididymis）

　　①睾丸表面白膜，内为实质，实质内有呈圆形、椭圆形或长圆形的曲细精管。重点观察组成管壁的不同时期的生精细胞、睾丸间质细胞。

　　②附睾表面有被膜，内有输出小管和附睾管两种管道。重点观察管道上皮的组成结构。

　　（2）卵巢（ovary） 外周为皮质，在皮质中有大小不等的卵泡，中央为髓质。重点观察区分不同发育时期的卵泡。

　　（3）子宫（uterus） 由内向外区分子宫壁的内膜、肌层、外膜三层。重点观察内膜的上皮和固有层。

## （二）教师示教部分

**1. 精液涂片（semen smear）**

　　［实验材料］人精液。

　　［制作方法］将人精液涂成薄片，绍氏染色。

　　［高倍镜观察］精子呈蝌蚪状，头部呈扁卵圆形，染成紫蓝色；尾部细长，染成红色。

**2. 黄体（corpus luteum）**

　　［实验材料］排卵后兔卵巢。

　　［制作方法］甲醛固定，石蜡包埋，纵断面切片，HE 染色。

　　［高倍镜观察］体积大，由不规则的细胞索或细胞团构成，表面包裹结缔组织膜。粒黄体细胞体积大，着色浅，多位于中央。膜黄体细胞体积小，着色深，多位于周边。

黄体中含有丰富的血管。

**3. 月经期子宫内膜** （uterus menstrual phase）

［实验材料］狗或人子宫。

［制作方法］甲醛固定，石蜡包埋，HE 染色。

［高倍镜观察］可见子宫内膜充血，上皮和部分固有层开始剥脱，子宫腺腔缩小，腔内无分泌物。

## 【思考题】

1. 简述精子发生的主要过程。
2. 试述支持细胞的结构和功能。
3. 简述卵泡的发育过程。
4. 试述黄体的形成、功能和转归。
5. 简述增生期与分泌期子宫内膜的结构特点。

## 【集体阅片】

在大屏幕上集体观察人的子宫增生期和子宫分泌期的切片，比较二者的结构，分析差异：如上皮各是何种类型；固有层子宫腺数量、结构如何；小动脉有什么特点。思考如果按月经周期 28 天计算，在月经周期的第 25 天，子宫内膜与卵巢的组织结构可能发生哪些变化。

# 实验十三　内分泌系统

## 【实验目的】

1. 掌握肾上腺、脑垂体的组织结构。
2. 熟悉甲状腺的组织结构。
3. 了解甲状旁腺的组织结构。

## 【实验内容】

### （一）学生观察部分

**1. 组织切片**

（1）肾上腺（adrenal gland）

［实验材料］动物肾上腺。

［制作方法］甲醛固定，石蜡包埋，纵切面切片，HE 染色。

［肉眼观察］肾上腺标本呈圆形或椭圆形。周围红色的部分为皮质，中央染色浅的部分为髓质。

［低倍镜观察］区别被膜、皮质和髓质（彩图 6-13-1）。

［高倍镜观察］重点观察皮质。

①被膜：位于腺体的外面，由致密结缔组织构成。

②皮质：在被膜下方。由外向内依次可分三带（彩图 6-13-2、彩图 6-13-3）。

球状带：较薄，紧靠被膜，排列成球形细胞团，细胞团内无腔，细胞团之间具有血窦。细胞较小，呈柱状，核着色深，胞质呈粉红色，其中含少量脂滴。

束状带：最厚，居中，腺细胞排列成双行或单行的细胞索，与被膜的方向垂直，细胞索之间具有丰富的血窦和少量的结缔组织。细胞较大，呈立方或多边形，胞质内含有较多的脂滴，在制片时溶解，故成泡沫状结构。故此带染色较浅。

网状带：位于髓质外围，腺细胞交叉吻合排列成疏松的网，在网眼中亦分布有血窦。细胞呈圆形或柱状，染色最深。

③髓质：染成淡紫色、形态不一、核大而圆的细胞为嗜铬细胞，其胞质含有黄褐色的嗜铬颗粒。不含嗜铬颗粒、核大而圆的是交感神经节细胞。

（2）脑垂体（pituitary gland）

［实验材料］动物脑垂体。

［制作方法］甲醛固定，石蜡包埋，切片，HE 染色。

［肉眼观察］标本呈椭圆形，染成深浅不一的三个区。

［低倍镜观察］（彩图 6-13-4）深紫色的为远侧部（前叶），远侧部的另一端和脑组织染色相似；呈浅紫色的为神经部；两者之间有一薄层带状区域为中间部。转高倍镜观察。

［高倍镜观察］（彩图 6-13-5）重点观察前叶。

①远侧部（前叶）：细胞呈索状或集合成团块，彼此互相连接成网，根据细胞质的染色不同，可分辨出三种细胞。

嫌色细胞：细胞较小，界限不清，数目较多，核圆形或多角形，着色浅。胞质着色淡，分别染成很淡的蓝色、浅红色或明亮而不着色。细胞排列紧密，集合成团。

嗜酸性细胞：在远侧部中央较多，细胞较大，呈圆形或多角形，界限清楚，数量较少。核圆形，较小着色深。细胞质中含嗜酸性颗粒，易为伊红着色，故染成深红色。

嗜碱性细胞：在远侧部的周边较多，细胞体积最大，数目最少。核圆形，稍大，着色较嗜酸性细胞浅。胞质嗜碱性，染成淡紫色。细胞界限不如嗜酸性细胞的清楚。

②中间部：较薄，排列紧密，成索状。由嗜碱性细胞组成，通常比前叶的嗜碱性细胞小，常聚集形成滤泡。

③神经部：染色浅，分布有大量无髓神经纤维。在纤维之间有椭圆形的细胞核，是神经胶质细胞和垂体细胞的核。纤维间还散在有大小不一的嗜酸性团块，即赫令体（Herring's body）。

## （二）教师示教部分

### 脑垂体神经部（neurohypophysis）

［实验材料］动物脑垂体切面。

［制作方法］甲醛固定，石蜡包埋，切片，HE 染色。

［高倍镜观察］（彩图 6-13-6）赫令体散布于神经部无髓神经纤维间，呈大小不一的嗜酸性团块。

## 【思考题】

1. 简述内分泌腺的共同结构特点。
2. 何谓赫令体？有何特点和功能？
3. 简述肾上腺皮质的结构和功能。

# 实验十四　眼和耳

## 【实验目的】

1. 熟悉眼球的分层，角膜、视网膜的组织结构。
2. 了解内耳的组织结构。

## 【实验内容】

### （一）学生观察部分

**1. 组织切片**

（1）眼球（mouse eyeball）

［实验材料］动物眼球。

［制作方法］甲醛固定，石蜡包埋，水平切面切片，HE 染色。

［肉眼观察］凸出的一侧为角膜；角膜后空腔处有一椭圆形的紫红色球体为晶状体；晶状体前方两侧棕黑色的膜状结构是虹膜，中间为瞳孔。虹膜后方切面呈三角形的是睫状体。眼球壁后部最外层为浅红色的巩膜，巩膜内侧面依次为黑色的脉络膜和蓝色的视网膜。眼球后极处可见红色块状结构，为视神经断面。眼球的中央空腔为玻璃体之所在，但切片上已不可见。

［低倍镜观察］（彩图 6-14-1）由外向内区分眼球壁三层膜（纤维膜、血管膜及视网膜）的结构及其界限。

［高倍镜观察］重点观察纤维膜和视网膜。

①纤维膜：致密结缔组织，由前往后依次为透明的角膜和不透明的巩膜。

角膜（cornea）（彩图 6-14-2）：由外向内分为五层。上皮：未角化的复层扁平上皮，基部平整，有五六层细胞。前界层：均质透明状，染成粉红色。角膜基质：最厚，由许多与表面平行排列的胶原纤维组成，其间有扁平的成纤维细胞；此层和巩膜相连续。后界层：均质膜，较前界层薄。角膜内皮：单层扁平细胞。

巩膜（sclera）：致密结缔组织，主要由大量胶原纤维构成，染成粉红色。巩膜前部表面有球结膜，由复层扁平上皮和疏松结缔组织构成；巩膜与角膜交界处，巩膜向前内侧伸出一突起的结构，称巩膜距，其内侧有小梁网，后部有睫状肌附着。

角膜缘：是角膜和巩膜交界处，此处上皮较厚，基底层的矮柱状细胞为角膜缘干细胞。角膜缘内侧有巩膜静脉窦，窦腔狭长形，大而不规则，其内侧为小梁网。

②血管膜：由结缔组织构成，含很多的血管和色素细胞。由前往后依次为虹膜、睫状体和脉络膜。

虹膜（iris）：是睫状体的延伸部分，位于角膜之后，晶状体之前。虹膜由前至后可分三层：前缘层：表面衬一层不连续的成纤维细胞和色素细胞组成。虹膜基质：由疏松结缔组织构成，内有大量血管和色素细胞；靠近瞳孔缘可见一束环形的平滑肌，为瞳孔括约肌。虹膜上皮：前层为肌上皮细胞，称瞳孔开大肌；后层为立方形色素上皮细胞，胞质内充满色素颗粒。

睫状体（ciliary body）：是血管膜增厚的部分，前连虹膜，后连脉络膜，切面呈三角形。由外向内可分为三层：睫状肌层：含纵行、放射状和环形三个方向的平滑肌。基质：为富含血管和色素细胞的结缔组织，较薄。睫状体上皮：为两层立方形的上皮，外层为色素上皮细胞，内层为非色素上皮细胞。

脉络膜（choroid）：为富含血管及色素细胞的疏松结缔组织，与视网膜相贴处为一层均质、粉红色的玻璃膜。

③视网膜（retina）（彩图6-14-3）：视网膜视部分为四层（中央凹除外），各层的细胞形态不能分清，由外向内依次观察。

色素上皮层：紧邻脉络膜，细胞呈立方形，染成深棕色。制片过程中此层往往与视网膜其余各层分离而贴附于脉络膜。

感光细胞层：位于色素上皮层内侧，有视锥细胞和视杆细胞两种，其胞核呈椭圆形，密集排列成一厚的核层。感光细胞的突起染成粉红色，树突伸向外侧，轴突突向内侧。两种感光细胞在镜下不易区分。

双极细胞层：在感光细胞层的内侧，核亦排列成较厚的一层。

节细胞层：位于双极细胞的内侧，数量较少，胞体较大，核大而圆、染色浅，为多极神经元，其轴突向眼球后极汇聚，并在视盘处穿过眼球壁组成视神经。

（2）内耳（inner ear）

［实验材料］动物内耳通过蜗轴部分。

［制作方法］甲醛固定，石蜡包埋，垂直切面切片，HE染色。

［肉眼观察］标本上有五个空腔，此为骨性耳蜗的横断面。

［低倍镜观察］区分蜗轴（居中的骨性轴）、膜性蜗管及膜性蜗管的上、下、外三个壁。螺旋器位于下壁上，在膜性蜗管的上方为前庭阶，下方为鼓阶（彩图6-14-4）。

［高倍镜观察］重点观察螺旋器。

①上壁：为前庭膜，是斜行的结缔组织性薄膜，在前庭阶面及膜性蜗管面均覆以单层扁平上皮。

②外壁：是骨性耳蜗壁的一部分，骨膜肥厚，形成螺旋韧带。内面覆以复层柱状上

皮，上皮内含有小血管，称为血管纹。

③下壁：由骨性螺旋板和膜性螺旋板构成。膜性螺旋板的下面（鼓阶面）覆有单层扁平上皮，上面（膜性蜗管面）的上皮分化成螺旋器。基底膜内含染成红色的听弦。

螺旋器内侧可见由内、外柱细胞所形成的三角形支架，中有三角形的内隧道。内柱细胞内侧有内毛细胞，表面有小毛。内毛细胞的基部为内指细胞所支托；外柱细胞外侧的细胞分为上下两列，每列有 3 ~ 4 个细胞。下列为外指细胞，上列为外毛细胞。外毛细胞为外指细胞所支托。在螺旋器上方有盖膜，为一胶质性膜。

**2. 模型观察**

（1）眼球（eyeball）（彩图 6-14-5、彩图 6-14-6）区分眼球的前房和后房，了解眼球的屈光装置。重点观察眼球壁的三层结构。

（2）内耳（inner ear）（彩图 6-14-7、彩图 6-14-8）区分膜性蜗管的上、下、外三个壁，找寻前庭阶、鼓阶、螺旋器、盖膜、内隧道。重点观察螺旋器。

## （二）教师示教部分

**1. 内耳位觉斑（inner ear maculae staticae）**

［实验材料］豚鼠内耳。

［制作方法］甲醛固定，石蜡包埋，垂直切面切片，HE 染色。

［高倍镜观察］上皮呈高柱状，上覆耳石膜。在柱状上皮中可以看到两种细胞。位于浅层核大而圆的为毛细胞，其余的为支持细胞。耳石膜的表面有染色较深的耳石。

**2. 内耳壶腹嵴（inner ear ampullary crest）**

［实验材料］内耳通过蜗轴的部分。

［制作方法］甲醛固定，石蜡包埋，垂直切面切片，HE 染色。

［高倍镜观察］壶腹嵴呈小丘状，从半规管壁移行到壶腹中表面的上皮，细胞由扁平逐渐变为高柱状，上皮中的毛细胞和支持细胞分辨不清，顶部有胶质状的壶腹帽。

## 【思考题】

1. 光镜下比较视网膜中两类感光细胞的形态结构和功能差异。思考为什么中央凹处的视觉最敏锐。

2. 内耳感受器包括哪些？其基本结构是否相似？各有何功能？

# 实验十五　皮肤

## 【实验目的】

1. 熟悉皮肤的组织结构。

2. 了解皮肤附属器的组成、毛发的结构。

## 【实验内容】

### （一）学生观察部分

**1. 组织切片**

（1）无毛皮（no fur skin）

[实验材料] 人手指掌面或足底皮肤。

[制作方法] 甲醛固定，石蜡包埋，垂直切面切片，HE 染色。

[肉眼观察] 表面深红色的部分为表皮，较薄；浅紫蓝色的部分为真皮和皮下组织，较厚。

[低倍镜观察] 根据标本染色的深浅、色调的不同，识别表皮、真皮及皮下组织。表面深红色的部分为角质层，深部紫蓝色的为表皮的其他各层。染成淡红色、与表皮基底部呈凹凸状嵌合的区域为真皮，真皮深部浅染、疏松的区域为皮下组织。

[高倍镜观察] 重点观察表皮（彩图 6-15-1）。

①表皮（epidermis）：角化的复层扁平上皮。从表皮表面依次向深层观察，区分五层结构。

角质层：位于表面，深红色。由死细胞构成，细胞扁平状，核已消失，胞质呈嗜酸性均质状。角质层中成串的圆形小腔隙为螺旋状走行的汗腺导管横切面。

透明层：为红色透明的带状，细胞界限不清楚，核已消失。

颗粒层：由 2～3 层扁平梭形细胞构成；胞质内含有粗大深紫色的透明角质颗粒，核已萎缩。

棘层：由 4～10 层多边形的棘细胞组成，调暗视野，可见相邻细胞间有许多细而短的棘状突起，突起之间形成很多桥粒连接。此层中还可见一些胞质清亮、核呈椭圆形深染的细胞，为朗格汉斯细胞。

基底层：单层立方或低柱状细胞，排列整齐，核呈卵圆形，胞质嗜碱性。此层中有一些胞质清亮、核椭圆深染的细胞，为黑素细胞。

②真皮：致密结缔组织，与表皮的交界处呈凹凸嵌合。分为乳头层和网状层，两者之间无明显的分界。乳头层居外，染色较浅，纤维细密，向表皮深处形成乳头状突起，称真皮乳头。乳头内有丰富的毛细血管，有的乳头内可见触觉小体。网织层居内，染色稍深，纤维粗大，内含较大血管和汗腺。汗腺分泌部多在真皮深部及皮下组织中，成团存在。汗腺分泌部着色较浅，由 1~2 层淡染的锥形或立方形细胞围成。在上皮细胞和基膜之间，可见梭形的肌上皮细胞，胞核狭长着色深。汗腺导管由 2 层小立方形上皮细胞围成，染色较深。

③皮下组织：疏松结缔组织，含大量脂肪。部分切片中可见环层小体。

（2）头皮（human scalp）

[实验材料] 人头皮。

[制作方法] 甲醛固定，石蜡包埋，垂直切面切片，HE 染色。

［肉眼观察］头皮切片呈浅紫红色。位于表面，较薄，染色稍深的为表皮。居内的染色稍浅的为真皮，其中斜向排列从表皮延伸下来的管状结构，即为毛囊。有的毛囊中可见毛发伸出头皮的表面。

［低倍镜观察］（彩图 6-15-2）区别表皮、真皮与皮下组织，注意其表皮与足底皮表皮的区别（从厚薄、分层、与真皮的连接情况等对比）。

［高倍镜观察］（彩图 6-15-3）重点观察真皮中的毛发、立毛肌和皮脂腺。

①毛发：由数层富于色素的角化细胞构成。毛干位于皮肤外，几乎都脱落；毛根斜立于真皮内，毛根外面包着毛囊，毛囊由皮肤延伸而成；毛根和毛囊末端合为一体，膨大形成毛球；毛球底部结缔组织嵌入的部分为毛乳头。

②立毛肌：在毛根和表皮形成的钝角侧，有红色斜行的平滑肌束，称立毛肌。其一端连于毛囊的结缔组织鞘上，另一端终止于真皮浅部，因切面不同或呈束状，或分散，或只见被切断的肌纤维，或因未切到毛囊只见单独的立毛肌。

③皮脂腺：位于毛囊与立毛肌之间，分为分泌部和导管部。分泌部由不规则多角形细胞团组成。外层细胞略小，胞质弱嗜碱性，愈近中央细胞体积愈大，核固缩，胞质因脂滴溶解而呈空泡状。导管很短，通于毛囊。

**2. 模型观察**

人头皮（human scalp）（彩图 6-15-4）区分表皮、真皮与皮下组织，寻找毛发、立毛肌和皮脂腺、汗腺。

## 【思考题】

在光镜下如何区别手掌皮与头皮？

# 第二部分　胚胎学

经过漫长的生物进化，在已知的地球生物中（动物、植物和微生物），人类成为结构与功能最复杂、进化程度最高的有机体。

人体胚胎学（human embryology）是研究人体的胚胎发生及其机制的科学。研究内容涉及生殖细胞的发生、受精、卵裂、植入、胚层的形成与分化、胚胎发育、胚胎与母体的关系、器官与系统的发生及其功能建立、先天性畸形等。

胚胎龄计算的方法有受精龄和月经龄两种。受精龄从受精开始计算胚龄，共计 38 周（约 266 天），是胚胎发育的实际时间；月经龄从末次月经的第一天开始计算胚龄，共计 40 周（约 280 天），临床用于推算预产期。

人胚胎在母体子宫内发育（38 周）可以分为三个时期：①胚前期：从受精到第 2 周末，受精卵形成到二胚层胚盘出现。②胚期：第 3 周到第 8 周末，细胞迅速增殖分化，形成各种器官、系统，演变为初具雏形的胎儿。③胎期：第 9 周至出生，胎儿生长，各系统继续发育并出现功能活动，胎儿逐渐长大至成熟娩出。

# 实验十六　胚胎发生总论

## 【实验目的】

1. 掌握卵裂、胚泡的结构和植入的过程；掌握胚盘的形成、演变和中轴结构的建立过程；掌握胎膜、蜕膜及胎盘的结构。
2. 熟悉三胚层的分化。
3. 了解各期各阶段人胚的发育特点。

## 【实验内容】

### （一）学生观察部分

**1. 人体早期胚胎发生模型（1—10）**

（1）模型 1（彩图 6-16-1）　受精卵呈球状，表面可见三个极体（第一极体已分裂为二，另一个是第二极体）。

（2）模型 2（彩图 6-16-2）　受精后 30 小时，受精卵第一次卵裂，形成大小不等的两个卵裂球。上方卵裂球较大（绿色），以后分化为滋养层；下方较小（浅红色），将来发育为内细胞群。随后又以不均等的速度分裂形成三个、四个卵裂球，依此类推。

（3）模型 3（彩图 6-16-3）　受精后第 3 天，形成一个由 12～16 个卵裂球组成的实心胚，称为桑椹胚。卵裂始终在透明带内进行，随着卵裂次数和卵裂球数目的增加，卵裂球体积越来越小。

（4）模型 4（彩图 6-16-4）　受精后第 5 天，囊泡状胚泡的正中剖面结构，模型显示呈半球形。外周的单层扁平细胞称滋养层（深绿色）。胚泡内有一空腔，称胚泡腔。在滋养层的一端有一群细胞，称内细胞群。覆盖在内细胞群外表面的滋养层细胞，称极端滋养层。

（5）模型 5（彩图 6-16-5）　受精后约 7 天半，内细胞群的细胞增生，靠近胚泡腔侧的一层细胞称下胚层（黄色），上方的细胞称上胚层（蓝色）。胚泡植入子宫内膜，滋养层分化为细胞滋养层（墨绿色）和合体滋养层（浅绿色）。

（6）模型 6（彩图 6-16-6）　受精后第 8 天左右，由上胚层（浅蓝色）和下胚层（黄色）形成圆盘状的胚。出现一层扁平的成羊膜细胞（白色），它与上胚层之间的腔称为羊膜腔。

（7）模型 7（彩图 6-16-7）　受精后约 11 天，植入完成。合体滋养层（浅绿色）覆盖在细胞滋养层（墨绿色）表面，其内部出现腔隙，含有母血。滋养层（绿色）表面开始形成初级绒毛干。胚泡腔内出现松散分布的胚外中胚层（粉红色），充填于整个胚泡腔，随后胚外中胚层细胞间出现许多小腔隙。

（8）模型 8（彩图 6-16-8）　受精后第 12 天左右，绒毛膜表面可见绒毛干，内胚层的周缘向下延伸形成卵黄囊（黄色）。胚外中胚层（粉红色）中的腔隙逐渐汇合增大。

（9）模型 9（彩图 6-16-9） 受精后第 13 天左右，胚外中胚层（粉红色）内形成一个大腔，称胚外体腔。胚外中胚层分别附着于滋养层（绿色）内表面及卵黄囊和羊膜囊的外表面。羊膜腔顶壁尾侧与滋养层之间的胚外中胚层（粉红色）将两者连接起来称体蒂。贴在细胞滋养层（绿色）内面的胚外中胚层与滋养层共同构成绒毛膜，表面有一些绒毛干。

此时，由上方的上胚层（蓝色）及下方的下胚层（黄色）共同构成圆盘状的胚。

（10）模型 10（彩图 6-16-10） 受精之后第 2 周末，绒毛膜由合体滋养层（绿色）、细胞滋养层（暗绿色）和胚外中胚层（粉红色）构成，其表面出现次级绒毛干（绒毛干表面是合体滋养层和细胞滋养层，中轴是胚外中胚层）。绒毛膜内的大腔即胚外体腔，腔内悬有上胚层（蓝色）和下胚层（黄色）紧贴构成的胚盘，上胚层上方可见羊膜腔，下胚层下方有卵黄囊。胚盘的尾端借体蒂（红色）连在绒毛膜内面。

**2. 植入过程模型 1-4**

（1）植入模型 -1（彩图 6-16-11） 受精后第 5～7 天，胚泡的极端滋养层开始向子宫内膜植入。植入部位的滋养层细胞（深绿色）迅速分裂增生形成合体滋养层（淡绿色），并出现许多小的腔隙，内含母体血液。模型下方粉红色结构为子宫内膜，可见子宫腺和血管。此时，子宫内膜改称蜕膜，胚泡植入处底部的蜕膜称为底蜕膜或基蜕膜。

（2）植入模型 -2（彩图 6-16-12） 胚泡深入子宫蜕膜，植入缺口处的子宫蜕膜逐渐修复愈合，植入口封闭，将形成包蜕膜。

模型显示在内细胞群与细胞滋养层之间形成羊膜腔（浅蓝色）。内细胞群开始分化出上胚层（浅蓝色）和下胚层（黄色）。

（3）植入模型 -3（彩图 6-16-13） 受精后第 11～12 天，胚泡全部植入子宫蜕膜，包蜕膜覆盖胚泡。滋养层分化为完整的两层，即细胞滋养层（墨绿色）与合体滋养层（浅绿色）。细胞滋养层增殖分化出一些星形细胞，填充在胚泡腔内称胚外中胚层（橘黄色）。细胞滋养层（深绿）局部增生，形成细胞索，与合体滋养层共同突向胚泡表面构成初级绒毛干。

（4）植入模型 -4（彩图 6-16-14） 胚泡植入完成后，胚外中胚层（橘黄色）内出现的一些小腔隙，逐渐融合形成一个大腔，称胚外体腔。胚外中胚层随之被胚外体腔分为两层，即胚外的脏壁中胚层和体壁中胚层，分别覆盖在卵黄囊与羊膜囊的外表面、细胞滋养层的内表面。胚泡植入部位的子宫蜕膜已向子宫腔面凸起，滋养层（绿色）与胚外中胚层（橘黄色）共同组成绒毛膜，可见次级绒毛干。

第 2 周末的胚胎，羊膜由羊膜上皮（鱼白）和胚外中胚层（橘红色）组成，卵黄囊由下胚层（浅黄）和胚外中胚层（橘红色）组成，胚盘由上胚层（浅蓝）和下胚层（浅黄）构成。羊膜与细胞滋养层之间的胚外中胚层形成体蒂。

**3. 三胚层的形成和分化（大型人胚模型 13-15）**

（1）13 号模型 受精后第 3 周初（约 16 天），胚盘呈扁平卵圆形，背、腹两侧分别有羊膜囊（已将上部分切除）和卵黄囊，小部分绒毛膜与绒毛（绿色）连接体蒂（红色）。移去胚盘上方的羊膜，模式图上可见上胚层（浅蓝色）尾端中线上有一条纵行的细胞索，称原条（浅紫色）。原条头端的细胞增生膨大呈结节状，称原结。原结中央凹陷，称原凹。原条背侧中线出现的浅沟，称原沟（彩图 6-16-15）。

移去模型的上胚层，显示原条深面的细胞增殖，一部分细胞逐渐迁移到内、外胚层之间形成一层新的细胞层，称胚内中胚层，即中胚层（红色）；它在胚盘边缘与胚外中胚层续连。另一部分细胞迁移到下胚层，并逐渐替换了下胚层的细胞，形成内胚层（黄色）。此时，上胚层细胞改称外胚层。

在原条演变过程中，原结细胞增生并经原凹向胚盘头端内、外胚层之间迁移，形成一条单独的细胞索，称脊索（红色），它在早期胚胎起一定支架作用。脊索由尾端向头端生长，而原条由头端向尾端逐渐退化消失。在脊索（红色）头侧和原条尾侧端，各留有一个无中胚层的区域，内、外胚层直接相贴，分别称口咽膜和泄殖腔膜（彩图 6-16-16）。

移去梨形胚左半部分，显示三胚层胚盘的纵切面，可见卵黄囊（黄色）顶即内胚层，卵黄囊尾段向体蒂内伸出的盲管为尿囊。卵黄囊表面应有胚外中胚层覆盖，其表面隆起是血岛（多个红色点状）。体蒂连于胚盘与绒毛膜之间。绒毛膜由胚外中胚层及滋养层（绿色）构成，绒毛膜上有绒毛干（彩图 6-16-17）。

至第 3 周末，外胚层（蓝色）、中胚层（粉红色）和内胚层（黄色）共同构成头大尾小的梨形胚盘，称三胚层胚盘。

（2）14 号模型　胚发育到第 3 周（受精后约 19 天），模型（已切除羊膜囊上部分）显示胚盘尾端借体蒂与绒毛膜相连，胚盘背面隆起，开始突向羊膜腔。在脊索诱导下，脊索背侧的外胚层细胞增厚呈板状，称神经板。神经板中央沿长轴向中胚层方向凹陷，形成神经沟。神经沟两侧的隆起处称神经褶。

神经板的前方下陷为口凹，其底为口咽膜。在口咽膜前方有一隆起为生心区。胚体尾侧正中线上可见原条、原沟、原结及原凹，末端有泄殖腔膜（彩图 6-16-18）。

移去胚体的外胚层，可见胚内中胚层（红色），其周缘与胚外中胚层（粉红色）相接。中胚层正中为脊索（红色），脊索两侧的中胚层从内向外依次可分化为轴旁中胚层、间介中胚层和侧中胚层三部分。侧中胚层又分为体壁中胚层和脏壁中胚层，两层间马蹄形的腔称为胚内体腔。胚内体腔头端横行位于口咽膜头侧，尾端侧方与胚外体腔相通（彩图 6-16-19）。

移去胚体的左半部分，口咽膜处（口凹的底）内胚层与外胚层紧贴，口咽膜头侧的外胚层紧贴体壁中胚层，内胚层上覆盖脏壁中胚层，二者之间的腔即为胚内体腔的头端。在胚体尾端可见尿囊突入体蒂（彩图 6-16-20）。

（3）15 号模型　胚发育到第 4 周初（约 22 天），模型显示梨形胚盘逐渐向腹面包卷成圆柱形胚体（羊膜大部分被切除），突入羊膜腔内。羊膜附着处转至胚体腹面，卵黄囊与体蒂靠拢。胚体背侧的神经褶从神经沟中段开始靠拢闭合，并向头尾延伸，逐渐形成神经管，头尾两端保留神经褶和神经沟。胚体头端在神经沟的前下方的外胚层下陷，形成口凹，口凹侧方可见第 1 腮弓及第 2 腮弓（彩图 6-16-21）。

口凹的腹侧可见巨大的心包隆起（彩图 6-16-22）。

取下模型左半的外胚层，其内面浅蓝色的条状物为神经嵴（彩图 6-16-23）。

模型左侧上方显示中胚层的体节由颈部向尾部依次出现，并向胚的表面形成明显隆起。同时可见间介中胚层和侧中胚层（彩图 6-16-24）。

内胚层包卷入胚体内呈长管状形成原始消化管，它由头端到尾端依次分为前肠、中肠和后肠三部分。胚内体腔明显，其头端横行部分于心包隆起内形成心包腔，心包腔内心脏正在发育中。

第 4 周胚外观，因为神经管的纵向生长，尤其是头端脑泡迅速膨大与体节的迅速发育，胚体产生头褶、尾褶及左右侧褶，梨形胚盘卷折为圆柱状胚体。胚体背侧凸向羊膜腔，腹侧的原始消化管与卵黄囊（黄色）连接处逐渐缩窄（彩图 6-16-25）。

**4. 胎膜模型**（彩图 6-16-26）

（1）绒毛膜（三胚层形成模型） 绒毛膜（绿色）覆盖在胚胎及其附属结构的最外层，直接与子宫内膜接触。它由滋养层和胚外中胚层共同发育而成。第 8 周后，随着胚胎体积逐渐增大，与包蜕膜接触的绒毛因受压血供不足而逐渐退化消失，称平滑绒毛膜。基蜕膜侧的绒毛生长茂盛，称丛密绒毛膜。胚外中胚层（黄色）之间有一个大腔，即胚外体腔。

（2）羊膜囊（三胚层分化模型） 羊膜囊是羊膜包绕羊膜腔围成的囊状结构，由羊膜、羊膜腔和羊水共同构成。羊膜为半透明的薄膜，由羊膜上皮和胚外中胚层组成。最初羊膜囊位于胚盘的背侧，随着胚体的包卷和羊膜腔的扩大，整个胚体被羊膜囊包裹在羊水中生长发育。羊膜在胚体的腹侧包裹在体蒂表面，形成原始脐带。以后，小部分羊膜包在脐带表面，大部分羊膜与绒毛膜相贴，胚外体腔消失。

（3）卵黄囊（三胚层分化模型） 卵黄囊由内胚层和胚外中胚层组成。最初卵黄囊位于胚盘的腹侧。胚第 4 周，卵黄囊顶部的内胚层随着胚盘向腹侧卷折，卵黄囊被包入脐带，逐渐缩窄，通过卵黄蒂与原始消化管相连。第 5～6 周，卵黄蒂闭锁，卵黄囊退化消失。

（4）尿囊（三胚层分化模型） 尿囊是在胚第 3 周，由卵黄囊顶部尾侧的内胚层向体蒂内伸出的一个盲管。

（5）脐带（三胚层分化模型） 脐带是以体蒂为基础，表面有羊膜覆盖的圆柱状结构。随着尿囊和卵黄囊的闭锁，脐带内仅有黏液性结缔组织、脐动脉、脐静脉，以及卵黄囊和尿囊的遗迹。

**5. 胎盘标本** 胎盘（placenta）是由胎儿的丛密绒毛膜和母体的底蜕膜共同组成的圆盘状结构。足月胎盘直径 15～20cm，平均厚约 2.5cm，重约 500g。胎儿面呈灰白色，表面被覆羊膜而光滑，近中央处有脐带附着，脐带内含一对脐动脉和一条脐静脉；母体面呈暗红色，较粗糙，为剥离后的底蜕膜，可见 15～30 个胎盘小叶。

**6. 人胚标本**（彩图 6-16-27）

（1）2 个月人胚 头颈明显，颜面形成。躯干变直，四肢发生。外生殖器出现，初具人形。

（2）3 个月胎儿 眼睑闭合，头部约占全身 1/3。肢干细小，指甲出现。性别可辨，已具人形。

（3）4 个月胎儿 皮肤薄，肌肉神经发达，开始有胎动。趾甲出现。

（4）5 个月胎儿 胎毛生长，胎脂出现。听诊可听见胎心音。

（5）6 个月胎儿 胎体瘦小，身体各部分比例趋于成熟。眉毛、睫毛出现。皮肤红，有皱纹。

（6）7 个月胎儿 眼睑重新张开，头发出现。神经系统发达，吞咽、呼吸等功能已建立。器官发育接近成熟，此时出生可存活。

（7）8 个月胎儿 皮下脂肪增多，皮肤浅红而光滑。睾丸下降至阴囊。

## （二）人体胚胎学总论示范教学录像

人体胚胎发生开始于受精卵，经过连续而复杂的增殖分化，发育为成熟的胎儿。人体胚胎学总论录像将采集的生殖细胞和人胚显微摄影图片，结合动画、新鲜的胎盘和胎膜、各期胚胎标本等手段，按照人体胚胎发生的时 – 空关系，生动、直观地还原了生殖细胞发生、受精卵形成、卵裂、胚泡形成、植入、三胚层形成与分化、胎盘与胎膜形成过程，以及各期胎儿主要形态特征等，便于学生掌握胚胎在不同时期的演变规律，加深学生对人胚动态发育过程的印象。

## 【思考题】

1. 何谓受精、卵裂和胚泡？胚泡具有哪些结构特点？
2. 简述胚盘的形成和演变过程。
3. 简述植入的过程。
4. 何谓胎盘？简述胎盘的结构与功能。
5. 简述胎盘与子宫壁的关系。通常将子宫蜕膜分为几部分？

## 【病例讨论】

病史摘要：

患者，王某，女，39 岁。主诉：结婚 10 年，怀孕 7 个月。胎儿心脏彩超显示室间隔缺损。诊断：7 个月妊娠，胎儿室间隔缺损。

分析题：

请根据患者病史及胎儿心脏彩超检查结果，结合所学胚胎学知识，分析引起胎儿心脏畸形的可能原因是什么，并根据诊断拟定相应的治疗方案。

# 实验十七　胚胎发生各论

## 【实验目的】

1. 掌握颜面发生及颜面发生过程中常见的畸形；咽囊、胃肠道、肝、胆道、胰腺的发生及泄殖腔的分隔以及其消化系统发生过程中常见的畸形；后肾、膀胱、尿道的发生及其泌尿系统发生过程中常见的畸形；生殖腺、生殖管道的发生及其生殖腺、生殖管道在发生过程中常见的畸形；心脏的发生和常见畸形。

2. 熟悉呼吸系统发生及呼吸系统发生过程中常见的畸形；前肾及中肾的发生；原始心血管系统的发生。

3. 了解颈的发生；外生殖器的发生及常见畸形；胎儿的血液循环途径。

## 【实验内容】

### （一）观察大型人胚模型 13—17

**1. 人胚模型 13（彩图 6-17-1）**　此模型为三胚层初期，受精后约 16 天。取下模型左半，卵黄囊壁上（胚外中胚层）可见许多血岛（粉红）。

**2. 人胚模型 14（彩图 6-17-2）**　此模型为体节前期人胚，受精后约 19 天。口咽膜头端中胚层为生心区，生心区背侧的腔隙为围心腔（胚内体腔的头端），围心腔腹侧为心管（粉色）。心管头端为卵黄静脉（粉色），内胚层背侧有正在形成的背主动脉（粉色）。在背主动脉尾端可见有脐动脉及卵黄动脉的始基。

**3. 人胚模型 15（彩图 6-17-3）**　此模型为 4 周人胚，胚龄约为 22 天。随着头褶、尾褶、侧褶的形成，羊膜（白色）和胚体（浅粉）附着点开始移向胚体的腹面。胚体突入羊膜腔，背面神经板（白色）边缘的神经褶（浅粉）开始左右愈合形成神经管，神经管两侧可见数对体节的隆起。神经板的前下方外胚层下陷，形成口凹。口凹的侧方出现两对隆起为第一、二腮弓，腮弓腹侧的隆起为心突。体蒂开始移向胚的腹侧，体蒂（红色）与绒毛膜相连，绒毛膜上有数根绒毛干（绿色）。

观察此期模型的各系统发生：

（1）消化系统的发生　取下左侧外胚层及中胚层。原始消化管（黄色）形成，包括前、中、后肠。前肠头端被口咽膜封闭，膨大形成原始咽，原始咽两侧向外膨出形成第一对咽囊，原始咽底壁正中形成一个隆起即甲状腺原基（绿色）；前肠末端腹侧内胚层增生形成一隆起为肝憩室（黄色），肝憩室突入其腹侧的原始横膈（粉色，由间充质形成）。中肠的腹侧开口于卵黄囊。后肠末端被泄殖腔膜封闭，尿囊从后肠的腹面通入后肠（彩图 6-17-4）。

（2）泌尿、生殖系统的发生　观察模型左半中胚层。在体节外侧生肾节（间介中胚层）处可见 6 对横行的前肾小管（绿色）。前肾小管内侧端弯向尾侧，互相连接形成前肾管（彩图 6-17-5）。

（3）循环系统的发生 取下左侧外胚层及中胚层。心包腔（围心腔发育形成）内可见心管，心管头端连接动脉囊（由一对腹主动脉融合形成），动脉囊在前肠的腹侧形成第一对弓动脉，弓动脉与背主动脉相连。背主动脉发出分支形成卵黄动脉（红色）和脐动脉（红色）。在卵黄囊壁上形成一对卵黄静脉（蓝色），经原始横膈汇入心管尾端。左脐静脉（蓝色）沿胚体的侧缘由尾侧向头侧上行，经原始横膈汇入心管尾端。

**4. 人胚模型 16** 此模型为体节时期人胚，胚龄约为 25 天。柱形胚体正在形成，大部分羊膜（白色）去除，体蒂转至胚体腹面，与中肠相连的卵黄囊缩窄为卵黄蒂，此模型在卵黄蒂处切掉卵黄囊，在断面可见卵黄囊动静脉。神经板闭合成神经管，位于表面外胚层（浅粉）下方。前、后神经孔闭合。胚体头部圆形隆起额鼻突，额鼻突下方的突起为心突。额鼻突腹侧凹陷为口凹，口凹底部口咽膜已消失。口凹周围有五个隆起，包括前方的额鼻突，侧方一对上颌突和一对下颌突，左右下颌突已融合。胚体侧面第二、三腮弓已形成并出现第四腮弓，腮弓之间的浅沟为腮沟（彩图 6-17-6）。

观察此期模型的各系统发生：

（1）消化、呼吸系统的发生 取下左侧外胚层和中胚层，可见原始消化管（黄色），分出前肠、中肠及后肠。原始咽头端口咽膜已破，原始咽与原始口腔相通。原始咽两侧壁各长出四个袋状隆起，即第一、第二、第三、第四咽囊，咽囊的外侧壁与腮沟外胚层相贴。在原始咽底壁正中线上有一突起为甲状腺原基（绿色）。原始咽尾端正中有一长条形突起，即喉气管憩室，是喉、气管及肺的始基。喉气管憩室背侧的前肠将形成食管，食管尾侧的前肠稍膨大将来分化为胃。肝憩室（褐色）突入原始横膈。中肠此时短，其腹侧开口于卵黄囊蒂。后肠末端膨大形成泄殖腔，尿囊从泄殖腔腹面通入泄殖腔。泄殖腔底为泄殖腔膜封闭，泄殖腔膜由外胚层和泄殖腔腹侧内胚层相贴构成（彩图 6-17-7、彩图 6-17-8）。

（2）泌尿、生殖系统的发生 观察模型左半中胚层。前肾尾侧生肾索内形成数十对中肾小管（绿色），中肾小管外侧端开口于中肾管（由前肾管向尾端延伸而成）。中肾管末端开口于泄殖腔侧壁（彩图 6-17-9）。由腹侧观察腹膜腔时，可见有中肾嵴隆起（彩图 6-17-10）。

（3）循环系统的发生 心脏位于心包腔，心球头端延伸为细长的动脉干（粉色），动脉干连接动脉囊（红色），动脉囊发出四对弓动脉走行于相应的腮弓。弓动脉在前肠背侧与同侧背主动脉相通。左右背主动脉在胚体后段合并成一根背主动脉。背主动脉沿途发出数对节间动脉到胚体各部，数对卵黄动脉到达卵黄囊，一对脐动脉经脐带到达胎盘。总主静脉、卵黄静脉、脐静脉穿过原始横膈汇入心脏的尾端——静脉窦（彩图 6-17-7、彩图 6-17-8）。

**5. 人胚模型 17** 此模型胚龄为第 5 周末。柱形胚体已形成，外胚层（浅粉）包于胚体外表。体蒂、卵黄囊在胚体腹面中心汇合，外包羊膜（白色）形成脐带。脐带断面有体蒂（灰色）、卵黄囊蒂和一部分胚外体腔（脐腔），脐腔与腹腔相通。在额鼻突上有左右鼻窝，鼻窝侧面出现晶状体板，为眼睛发生原基。胚体头颈部侧面出现五对腮弓，腮弓之间有腮沟。心突形成心室、心房的隆起。在心突的旁边可见肝脏的隆起。在神经管的两侧有四十二对体节，出现一对上肢芽和一对下肢芽（彩图 6-17-11）。

观察此期模型的各系统发生：

（1）消化、呼吸系统的发生

①原始咽的分化：取下模型左侧外胚层及中胚层，取出前肠头段观察。原始咽侧壁形成五对咽囊，第一对咽囊将分化形成咽鼓管和中耳鼓室。第二对咽囊将形成腭扁桃体上皮和隐窝。第三对咽囊腹侧（褐色）将增生形成细胞索，下行至未来胸骨柄后方，左右细胞索会合形成胸腺原基；背侧（蓝色）细胞增生，以后下移至甲状腺原基背侧，形成下一对甲状旁腺。第四对咽囊背侧分化为上一对甲状旁腺（绿色）。第五对咽囊形成后腮体（绿色）。甲状腺原基（绿色）已分化出左右两叶（彩图 6-17-12）。

②喉气管憩室及食管的分化：继续观察前肠头段。喉气管憩室与其背侧的前肠分离。喉气管憩室上段将分化为喉，中段将分化为气管，下段分出两支为左右肺芽，即主支气管和肺的原基。喉气管憩室背侧的前肠分化为食管（彩图 6-17-12）。

③胃和十二指肠的发生：胃背侧缘形成胃大弯，腹侧缘形成胃小弯，十二指肠曲屈呈马蹄形（彩图 6-17-13）。

④中肠袢的分化：中肠延长形成中肠袢，突入脐带中的脐腔。肠袢顶端连着卵黄蒂，肠袢以卵黄蒂为界分头、尾支，肠袢尾支上有一囊状膨大，即盲肠突。肠袢中轴可见肠系膜上动脉（红色）（彩图 6-17-13）。

⑤泄殖腔的分隔：在后肠与尿囊交界处，间充质向尾侧增生，形成尿直肠隔，将泄殖腔分为背、腹两部分（此时尚未完全分开），背侧为原始直肠，腹侧为尿生殖窦，后肠尾端由泄殖腔膜封闭（彩图 6-17-13）。

⑥肝、胆及胰的发生：肝憩室末端分为头、尾两支，头支在横隔增长迅速形成肝脏（褐色），并开始突入，由横膈突入腹膜腔，尾支形成胆囊（绿色）。肝憩室近段分化为胆总管（黄色）。在肝憩室根部的尾侧，前肠腹侧壁和背侧壁增生形成腹胰及背胰（绿色），背胰较长（彩图 6-17-13）。

（2）泌尿、生殖系统的发生

①中肾的发生：观察模型右半中胚层，腹膜腔的背壁可见一纵行隆起，即中肾嵴（红色）。中肾嵴内侧稍短的隆起即生殖腺嵴（红色），生殖腺嵴将分化为生殖腺（彩图 6-17-14）。由背面观察左半中胚层，可见数条中肾小管（绿色），其内侧端分化为肾小囊，外侧端开口于中肾管（绿色）。中肾管向尾端延伸，末端开口于泄殖腔的侧壁（彩图 6-17-15）。

②后肾的发生：中肾管通入泄殖腔前，向背面头侧伸出输尿管芽（绿色），输尿管芽末端即生后肾组织（褐色）。输尿管芽和生后肾组织是输尿管和后肾发生的原基（彩图 6-17-15）。

（3）循环系统的发生　心脏位于心包腔，已初具成体心脏外形。动脉囊发出六对弓动脉，行走于相应的腮弓，并在前肠背侧通入左右背主动脉。背主动脉沿途发出数对节间动脉到胚体各部，胚体前部形成一对前主静脉，胚体后部形成一对后主静脉，前、后主静脉汇合形成总主静脉汇入静脉窦。背主动脉发出一对脐动脉经脐带到达胎盘，经物质交换后形成一根脐静脉。脐静脉到达胚体后分两支，左脐静脉（蓝色）沿脐处的体壁左侧上行，穿过原始横隔汇入静脉窦左角，左脐静脉在原始横隔中发出静脉导管入肝。背主动脉发出数对卵黄动脉到卵黄囊，经物质交换后形成一对卵黄静脉。卵黄动脉以后形成腹腔动脉、肠系膜上动脉及系膜下动脉。卵黄静脉以后分化为门静脉（彩图6-17-13）。

### （二）观察颜面发生的模型

**1. 胚胎头部模型1~5**

（1）胚胎头部模型-1　胚胎发育第4周，显示胚胎颜面腹面结构。颜面形成了5个隆起：上方较大的头端为额鼻突，其下方依次为上颌突和下颌突。5个突起的中央凹陷为口凹，其底部为口咽膜。额鼻突下方两侧的表面外胚层局部增厚，形成一对鼻板。侧面观可见5对腮弓，相邻腮弓之间的凹陷为腮沟。第1对腮弓分为上下两部分，分别为上颌突和下颌突（彩图6-17-16）。

（2）胚胎头部模型-2　胚胎发育第5周，显示胚胎颜面腹面结构。鼻板中央向背侧凹陷形成鼻窝，鼻窝周边的间充质增生形成隆起，内侧的为内侧鼻突，外侧的为外侧鼻突。两侧的上颌突逐渐向中线靠拢。左侧下颌突和右侧下颌突在中线附近会合。口咽膜破裂后与咽相通。侧面观第2对腮弓生长较快（彩图6-17-17）。

（3）胚胎头部模型-3　胚胎发育第6周，显示胚胎颜面腹面结构。鼻窝逐渐加深。左右内侧鼻突向中线附近靠拢，其下缘向下迁移。上颌突逐渐向中线附近延伸，与向下迁移的鼻突相接触。侧面观第1对腮沟附近出现间充质增生，将发育形成耳郭。第2对腮弓向尾侧生长（彩图6-17-18）。

（4）胚胎头部模型-4　胚胎发育第7周，显示胚胎颜面腹面结构。左上颌突与左侧鼻突融合，右上颌突与右侧鼻突融合。上颌突逐渐发育为上唇的外侧部分和上颌，并与下颌突融合形成面颊。左右内侧鼻突相互融合；外侧鼻突形成鼻的侧面和鼻翼，鼻窝向内凹陷形成原始鼻腔并向中线靠拢，外鼻孔朝向腹侧；眼位于颜面正前方。侧面观可见第1对腮沟形成外耳道，其周围正在形成耳郭。第2对腮弓将其余腮弓完全覆盖，颈部形成（彩图6-17-19）。

（5）胚胎头部模型-5　胚胎发育第7周，显示胚胎颜面腹面结构。颜面已基本形成。额鼻突发育出明显的前额，眼转向正前方。左右内侧鼻突融合形成鼻梁和鼻尖，鼻孔逐渐转向下方。左右内侧鼻与上颌突融合形成上唇正中部分和人中。侧面观随着颈部的延伸，耳郭由尾部上升至头侧。颜面的初步发育基本完成（彩图6-17-20）。

### （三）观察心脏发生的模型1~12

**1. 心脏外形的演变**　心管各段因生长速度不同，由头端向尾端依次形成心球、心室、心房和静脉窦四个膨大。静脉窦分为左、右两角。心球远段变细称动脉干。心管生长迅速，头尾又相对固定，致使心球和心室向右、腹、尾侧弯曲，形成一个"U"形的球室袢。

（1）心脏发生模型 -1（彩图 6-17-21）　胚胎发育第 4 周初，心脏外形呈 "S" 形弯曲。模型上方为第一弓动脉、动脉囊、动脉干，向下依次为心球（粉红色）、心室（大红色）、静脉窦及其左角和右角（蓝色）。

（2）心脏发生模型 -2（彩图 6-17-22）　胚胎发育第 4 周中，心脏外形呈 "S" 形。心脏模型显示心球与心室之间的弯曲在围心腔右侧。心房位于围心腔左侧，心室的背面。此时出现第二对弓动脉。

（3）心脏发生模型 -3（彩图 6-17-23）　胚胎发育第 4 周末，心脏腹面结构显示左心房和右心房明显，位于动脉干的背侧。出现第三对弓动脉。心脏背面结构显示静脉窦右角稍扩大，左角缩小。

（4）心脏发生模型 -4（彩图 6-17-24）　胚胎发育第 5 周初，初具成体心脏的外形。

心脏腹面结构显示心球可分为三段：远侧段细长，为动脉干；中段较膨大，为心动脉球；近侧段被心室吸收，成为原始右心室（原来的心室成为原始左心室，左、右心室之间的表面出现室间沟），左心房和右心房扩大。

心脏背面结构显示静脉窦右角扩大，左角相对变小。肺静脉（粉色）根部与左心房相连，发出第一级分支形成左右属支。

**2. 心脏内部的分隔**

（1）心脏发生模型 -5（彩图 6-17-25）　心脏模型上切去腹面的心球与一部分心室壁。胚胎发育第 4 周末，心脏腹面结构显示心球近侧段成为原始右心室；背面结构显示静脉窦右角稍扩大，左角缩小。

（2）心脏发生模型 -6（彩图 6-17-26）　随着心房与心室之间的房室沟加深，相应的心腔形成一条狭窄的房室管通连。胚胎发育第 5 周初，房室管背侧壁及腹侧壁中线处心内膜组织增生，分别形成背、腹心内膜垫。

心脏模型上切去腹面，可见心房和心室内部结构，模型显示背侧壁的心内膜垫（红色椭圆形）。在原始心房顶部背侧壁的中央出现一个薄的半月形薄膜，称第一房间隔（浅蓝色）。此隔和心内膜垫之间暂时留有第一房间孔。右心房有静脉窦的开口。

心脏背面结构显示上、下腔静脉通静脉窦右角，静脉窦左角变小，肺静脉（粉红色）分出左右属支。

（3）心脏发生模型 -7（彩图 6-17-27）　胚胎发育第 5 周末，背腹心内膜垫彼此对向生长并融合，将房室管分隔为左、右房室管。第一房间隔上部的中央变薄而穿孔，若干个小孔融合成一个大孔，称第二房间孔。心内膜垫组织向上凸起至第一房间孔封闭。第一房间隔右侧、出现第二房间隔（黄色），第二房间隔尾端留有卵圆孔。卵圆孔与第二房间孔上下交错。第二房间隔较厚，第一房间隔软而薄起瓣膜作用，使右房血经卵圆孔至左房分流。室间隔肌部从心室底壁向上长出，它与心内垫之间留有一孔，称室间孔。心脏背面结构显示静脉窦右角连接上、下腔静脉，左角变小，左右肺静脉的属支各自再分为两支。

（4）心脏发生模型 -8（彩图 6-17-28）　胚胎发育第 8 周，出生后，肺循环开始，左心房压力增大，致使第一房间隔与第二房间隔紧贴并融合，卵圆孔关闭，左、右心房完全分隔。

原始心房扩展很快，以致静脉窦右角被吸收成为永久性右心房，原始右心房则成为右心耳。肺静脉根部及其左、右属支逐渐被吸收成为永久性左心房（蓝色），结果有4条肺静脉直接开口于左心房。原始左心房则成为左心耳。左、右房室瓣已长出。室间隔肌部和室间隔的膜部融合，室间孔封闭，左、右心室完全分隔。

心脏背面结构显示静脉窦右角将成为右心房的一部分，静脉窦左角的一部分已演变成为冠状窦及左房斜静脉的根部。

心脏发生模型9～12号：

胚胎发育第5～7周，心脏模型切除左、右心房的侧壁，显示房间隔的生长过程；模型切除动脉干、心球以及心室的腹面，显示动脉干、心球分隔和室间隔膜部的形成。模型背面可见静脉窦的演变及肺静脉的发育。

（5）心脏发生模型-9（彩图6-17-29） 心脏侧面结构显示第一房间隔（浅蓝色）。此隔沿心房背侧及腹侧壁渐向心内膜垫方向生长，在其游离缘和心内膜垫之间暂留的通道，称第一房间孔。

心脏腹面结构显示心球和动脉干的内膜组织局部增生，形成一对向下延伸的螺旋状走行的动脉干嵴（上段）和心球嵴（下段）（蓝色和绿色）。

（6）心脏发生模型-10（彩图6-17-30） 心脏侧面结构显示在第一房间隔上的第一房间孔闭合之前，第一房间隔上部的中央变薄而出现若干个小孔。第一房间隔右侧、心房腹壁中线出现第二房间隔（黄色）。

心脏腹面结构显示室间隔上留有一个半月状的室间孔，心球嵴相对生长，呈螺旋状走行并向室间孔方向延伸。

（7）心脏发生模型-11（彩图6-17-31） 心脏侧面结构显示第一房间隔（浅蓝色）上部中央的小孔融合成一个大孔，称第二房间孔。第二房间隔（黄色）继续生长，其尾端留有卵圆孔。

心脏腹面结构显示一对心球嵴和动脉干嵴对向生长，在中线融合，形成螺旋状走行的隔，称主动脉肺动脉隔，将心球和动脉干分隔成相互缠绕的主动脉和肺动脉。

（8）心脏发生模型-12（彩图6-17-32） 心室侧面结构显示心内膜垫的间充质增生（红色）、室间隔肌部上缘向上生长（红色带白点）和左、右心球嵴（绿色和蓝色）愈合形成室间隔膜部。室间孔封闭，两心室完全分隔。

### （四）观察心脏先天性畸形的模型1-5

**1. 1号模型：房间隔缺损-1（彩图6-17-33）** 最常见的为卵圆孔未闭，心脏模型显示在房间隔上卵圆孔部位有一个大孔。第一房间隔在形成第二房间孔时过度吸收，形成短小的卵圆孔瓣（第一房间隔），不能完全遮盖卵圆孔。

**2. 2号模型：房间隔缺损-2（彩图6-17-34）** 由于心内膜垫发育不全，第一房间隔下缘不能与其融合，造成第一房间孔未闭而出现房间隔缺损。

**3. 3 号模型：室间隔缺损（彩图 6-17-35）**　有室间隔膜部和室间隔肌部缺损两种情况，其中室间隔膜部缺损最多见。心脏模型显示室间隔膜部有一个孔，导致左、右心室直接相通。这种畸形发生的主要原因是心内膜垫组织扩展时不能与心球嵴和室间隔肌部融合所致。

**4. 4 号模型：法洛四联症（彩图 6-17-36）**　心脏模型显示有四种畸形：肺动脉（深蓝色）狭窄、室间隔缺损、主动脉（红色）骑跨和右心室肥大。这种畸形发生的主要原因是动脉干分隔不均，致使肺动脉狭窄和室间隔缺损，肺动脉狭窄造成右心室肥大，粗大的主动脉向右侧偏移而骑跨在室间隔缺损处。

**5. 5 号模型：动脉导管未闭（彩图 6-17-37）**　心脏模型显示未闭合的动脉导管位于肺动脉近心段（蓝色）与主动脉弓（红色）之间留有的一条血管（白色）。主要原因是动脉导管过于粗大，或者出生后的动脉导管壁的肌组织不能收缩，导致主动脉和肺动脉血流相通。

### （五）观看人体胚胎发生教学视频

1. 观察大型人胚模型的教学视频。
2. 观察人胚颜面发生的教学视频。
3. 人体心脏发生及先天性畸形的教学视频。

## 【思考题】

1. 简述腮器的构成。
2. 简述颜面发生常见畸形及其原因。
3. 试述前肠、中肠、后肠的分化过程。
4. 消化、呼吸系统发生过程中有哪些常见的畸形？
5. 后肾发生的原基是什么？在肾脏发生过程中有哪些常见畸形？
6. 简述尿生殖窦的来源和演变过程。
7. 试述生殖腺和生殖管道的发生和演变过程。

## 【病例讨论】

1. 病史摘要

患者，唐某，女，3 天，诊断：左侧唇裂。

分析题：

请根据患儿诊断结果，结合所学胚胎学知识，分析引起唇裂的原因，并根据诊断拟定相应的治疗方案。

2. 病史摘要

赵某，男，8 个月，出生后两月患儿口唇轻度发绀，哭闹时加剧。后发绀逐渐加重，遂到医院就诊。

体征：T 36.2℃，P 109 次 / 分，Bp 90/51mmHg，神志清楚，精神可，全身皮肤及

巩膜无黄染，口唇及四肢末端发绀，双肺呼吸音粗，未闻及干湿啰音，心音可，心律齐，胸骨左缘第二、三肋间闻及 IV–V/6 SM，P2 减弱，可触及震颤。腹部平软，肝脾未触及，未触及腹部包块，肠鸣音正常，未见明显杵状指。

专科检查：心电图（略），心脏超声检查提示：主动脉骑跨，室间隔缺损，右室肥大，右室流出道管状发育不良，肺动脉狭窄。

思考题：

请根据此患儿病症及临床检查，结合所学胚胎学知识，分析该患儿患何种先天性疾病及造成该疾病的原因是什么。

# 第七章　医学细胞生物学实验 ▷▷▷▷

## 实验一　动物细胞的形态结构观察和显微测定

### 【实验目的】

1. 掌握光镜下动物细胞的基本形态结构及临时制片和显微绘图的方法。
2. 熟悉测微尺的结构特点和校正方法。
3. 了解细胞大小的测量方法。

### 【实验原理】

细胞的形态结构常常与其功能相关，特别是在分化程度高的细胞更是如此。动物细胞的大小与细胞的类型、细胞的发育阶段和功能状态有关，细胞的形态结构和大小是细胞生物学研究的重要指标。

大多数人体和动物细胞体积微小，必须借助光学显微镜才能被观察到。而且其含有较大比例的水，故大多是无色透明的，如不经过染色，在显微镜下难以看清细胞的结构。动物细胞的形态结构多种多样，但光镜下基本都可见细胞核、细胞质和细胞膜三个组成部分。光镜下的细胞结构称为显微结构。

本实验采用临时制片和常用的固定、染色方法观察动物细胞的形态结构；采用镜台测微尺校正目镜测微尺每格所代表的实际长度，然后用目镜测微尺测量细胞的大小。镜台测微尺（图 7-1-4A 下）是中央部分刻有精确等分线的载玻片，一般是将 1mm 等分为 100 格，每格宽为 0.01mm（10μm）。目镜测微尺（图 7-1-4A 上）是一块可放入目镜内的圆形玻片，其中央有精确的等分刻度，长 5mm 或 10mm，分为 50 或 100 格，每格实际长度因不同物镜的放大倍数和不同镜筒长度而有所不同。因此，使用前必须用镜台测微尺进行标定后，才能代表真实长度，用以测定细胞的大小。

### 【实验材料】

1. **材料**　口腔上皮细胞、鱼血、人血涂片。
2. **器材**　显微镜、载玻片、盖玻片、镊子、牙签、纱布、吸水纸、染色缸。
3. **试剂**　Giemsa 染液、甲醇、1%碘液。

**【实验内容】**

**1. 制作人口腔黏膜上皮细胞临时装片并观察细胞形态**

（1）制片和染色　用纱布将载玻片和盖玻片擦拭干净，然后用吸管吸取 1 滴碘液滴在清洁的载玻片中央，用一根牙签的侧缘轻轻刮取自己口腔内壁黏膜上皮细胞，把它涂在载玻片的碘液中，轻轻搅动，使细胞分散并染色。用镊子夹取盖玻片，让盖玻片一边先接触碘液再慢慢盖下去，使整个盖玻片下方均匀布满碘液，避免产生气泡。用吸水纸将多余的碘液吸干。

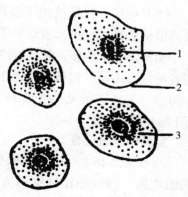

**图 7-1-1　人口腔上皮细胞示意图**

1. 细胞核；2. 细胞膜；3. 细胞质

（2）观察和绘图　首先在低倍镜下观察，挑选分散的、轮廓清晰的细胞，移到视野的中央，然后转换高倍镜观察，镜下可见口腔黏膜上皮细胞被碘液染成黄色，表面观呈椭圆形或不规则多边形，细胞膜（cell membrane）薄而不显著，细胞核（nucleus）呈椭圆形，位于细胞中央。细胞质（cytoplasm）中有许多染成黄色的颗粒状物质（图 7-1-1，彩图 7-1-1）。一边观察，一边绘图。

**2. 制作鱼血涂片并观察**

（1）取材及涂片　滴 1 滴鱼血在载玻片右侧端。左手拇指、食指和中指拿住滴有鱼血的载玻片，右手取另一张边缘光滑的载玻片，将载玻片竖起与滴有鱼血的载玻片成 30°～ 45° 角落下，让其一侧边缘接触到血滴，使血液沿接触边缘展开，然后迅速向左侧推移，做成均匀的薄层血涂片（图 7-1-2）。

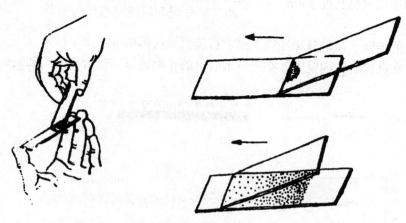

**图 7-1-2　血涂片的制备方法**

（2）固定与染色　血涂片自然晾干后，放在盛有甲醇的玻璃缸中固定 3 分钟，然后将固定后的玻片平置桌上，滴加 Giemsa 染液（Giemsa 干液：磷酸缓冲液 =1：9）8 ～

10 滴，盖满整个涂片区域，染色 15 分钟，用持片夹夹持玻片，用自来水轻轻洗去染液并晾干。

（3）观察　在低倍镜下选择分布均匀的血细胞，换高倍镜观察：可见大量红细胞，呈椭圆形，中央有一个椭圆形的细胞核。除红细胞外，在涂片中还可见到各种形态不同的白细胞及血小板，其数量比红细胞少得多，另外还可见一些形态不规则的衰老红细胞。（图 7-1-3，彩图 7-1-2）

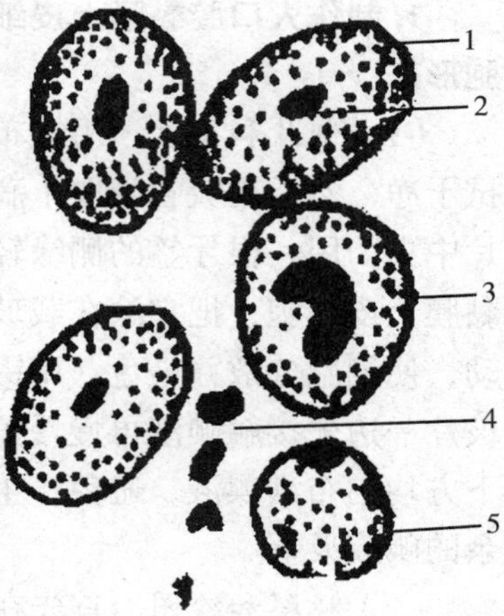

**3. 教师示教部分**

人血涂片标本　人成熟的红细胞呈双凹圆盘形，无细胞核。白细胞比红细胞大，具有多种形状的细胞核。血涂片中还可见到许多分散或成群分布的血小板。

**图 7-1-3　鱼血涂片示意图**
1. 红细胞；2. 细胞核；3. 白细胞；
4. 血小板；5. 衰老的红细胞

**4. 目镜测微尺的校正和显微测定**

（1）安装目镜测微尺（图 7-1-4A 上）：从显微镜上取下目镜，卸下目镜上的透镜，将目镜测微尺有刻度的一面向下轻轻放在光圈面板上，再旋上目镜上的透镜，插回镜筒。

（2）校正目镜测微尺：①将镜台测微尺（图 7-1-4A 下）的刻度面朝上，放在镜台上夹好，调节焦距，使镜台测微尺上的刻度清晰可见。②移动镜台测微尺和转动目镜测微尺，使两者左边的一直线重合。然后从左向右找到两尺的另一重合直线（图 7-1-4B）。③记下两重合线间目镜测微尺和镜台测微尺的格数，按照下列公式即可计算目镜测微尺每格代表的实际长度。

$$目镜测微尺每格长度（\mu m）= \frac{两条重合线间镜台测微尺的格数 \times 10}{两条重合线间目镜测微尺的格数}$$

分别在低倍镜、高倍镜和油镜下测定目镜测微尺每格等于多少微米。

注意：在高倍镜和油镜下务必十分细心，防止物镜压坏镜台测微尺和损坏镜头。

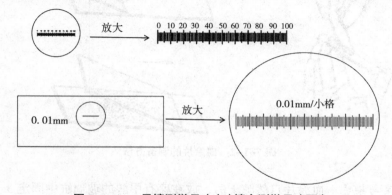

**图 7-1-4A　目镜测微尺（上）镜台测微尺（下）**

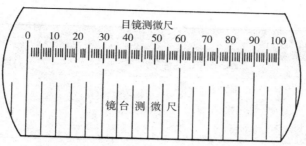

**图 7-1-4B 标定时台尺和目尺的重叠情况**

（3）取下镜台测微尺，换上你需要测量的标本，此时，用目镜测微尺即可直接测量欲测标本的大小（也就是测出目镜测微尺的格数），然后再将所得的格数乘以已经测出的每格代表的长度，即可算出标本的实际大小。

（4）测量人口腔上皮细胞、鱼红细胞、人红细胞的大小。按上述测量步骤进行测量，每种细胞测量 5 个，求其平均值作为该细胞大小。测量时，应选用几种放大倍数分别进行测量，以便比较。

（5）测量完毕，取出目镜中的目镜测微尺后，将目镜还原，放回镜筒，再将目镜测微尺和镜台测微尺分别用擦镜纸擦拭干净，放回盒内保存。

## 【实验报告】

1. 绘制人口腔黏膜上皮细胞图。

要求：画 2 ～ 3 个细胞，大小适中。

2. 将测微尺校正结果填入表 7-1-1。

**表 7-1-1 测微尺校正结果**

| 物镜类别 | 物镜倍数 | 重合时目镜测微尺格数 | 重合时镜台测微尺格数 | 目镜测微尺每格所代表的实际长度（μm） |
|---|---|---|---|---|
| 低倍镜 | 10× | | | |
| 高倍镜 | 40× | | | |

目镜放大倍数：_____。

3. 将细胞大小的测量结果填入表 7-1-2。

**表 7-1-2 不同生物细胞大小的测量结果**

| 生物细胞 | 校正值（μm/ 格） | 大小（μm） | |
|---|---|---|---|
| | | 格数 | μm |
| 人口腔上皮细胞 40× 细胞 核 | | | |

续表

| 生物细胞 | 校正值（μm/格） | 大小（μm） | |
|---|---|---|---|
| | | 格数 | μm |
| 鱼血红细胞 40× | 细胞 | | |
| | 核 | | |
| 人红细胞 40× | 细胞 | | |

附：生物显微绘图方法和注意事项：

1. 自备绘图工具：黑色 HB 铅笔、橡皮、直尺、削笔刀及绘图纸（或实验报告纸）。

2. 一定要按照标本绘制，做到准确、真实、明了、整洁，不得抄袭。每幅图的大小、位置、各部比例分配适宜。先用铅笔轻轻描出轮廓，经修正后再正式绘出。

3. 生物显微绘图的基本方法：用线条描绘外形轮廓，用密集圆点描绘物质浓密或光线较暗的区域，用疏点描绘颜色浅淡或光线明亮的区域。要求轮廓清楚，线条光滑。不需要涂色和投影。由图向右侧引出平行横线，横线的末端要求在一条直线上；用楷书工整地注明各部分名称；每幅图的下方写上图的名称，并在括号内注明放大倍数。

4. 实验结束时，将图送交老师审阅。

【思考题】

1. 本次实验中，碘液的作用是什么？

2. 为什么更换不同放大倍数的目镜或物镜时，必须用镜台测微尺重新对目镜测微尺进行校正？

3. 不改变目镜和目镜测微尺，而改用不同放大倍数的物镜来测量同一细胞的大小，其测量结果是否相同？为什么？

# 实验二　线粒体和液泡系的活体染色

【实验目的】

1. 掌握一些细胞器的超活染色技术。

2. 熟悉光镜下线粒体和液泡系的基本形态结构与分布。

【实验原理】

活体染色分为体内活染和体外活染，体外活染又称超活染色，它是将活的动植物细胞或组织小块，以染料溶液浸染，染料被选择固定在活细胞的某种结构上。一般的生物染料不能穿透细胞膜，只有当细胞被固定后，细胞膜被破坏，染料才能进入细胞内部。

但是，有一些染料（称"活体染料"）却能进入活细胞，它们是一些无毒或毒性很小的染色剂，能使细胞中某些特定结构着色而又基本上不影响或很少影响细胞的生命活动。活体染料多为碱性染料，如詹纳斯绿 B、中性红、甲苯胺蓝等，一般需要配制成稀淡的溶液来使用，它们解离后带正电，能与胞内某些结构专一性结合。

詹纳斯绿 B 是线粒体的专一性活体染色剂。线粒体能在詹纳斯绿 B 染液中维持活性数小时，线粒体中细胞色素氧化酶使染料保持氧化状态呈蓝绿色，而在周围的细胞质中染料被还原，成为无色状态。用詹纳斯绿 B 对线粒体进行染色观察是细胞器活体观察的一种重要手段。

中性红可专一地使液泡系染色。动物细胞内，凡是由膜所包围的小泡，除线粒体外，都属于液泡系（vacuolar system），包括高尔基体、溶酶体、吞饮泡、吞噬泡、微体等。植物细胞中的液泡是植物细胞显著特征之一。液泡里有细胞液，细胞液主要成分是水，另外含有色素、糖类、植物碱、有机酸等，中性红呈弱碱性，其染色可能与液泡中的某些蛋白有关。在细胞处于生活状态时中性红只将液泡系染成红色，细胞质和细胞核不被染色。

## 【实验材料】

**1.材料** 口腔上皮细胞、洋葱鳞茎内表皮细胞、绿豆根尖细胞。

**2.器材** 显微镜、载玻片、盖玻片、镊子、吸管、牙签、吸水纸、双面刀片、恒温水浴锅等。

**3.试剂** 1/3000 中性红染液、1/5000 詹纳斯绿 B 染液、Ringer 溶液（配制方法见附录）。

## 【实验内容】

### 1.人口腔上皮细胞中线粒体的活体染色

（1）取清洁的载玻片，滴 2 滴詹纳斯绿 B 染液。

（2）蒸馏水漱口，用牙签侧缘用力适当刮取口腔上皮细胞（用力轻重适宜，既不损伤皮肤，又能获得活力旺盛的细胞）。

（3）将刮下的细胞均匀地涂在载玻片染液中，将载玻片放在 37℃恒温水浴锅的金属板上，染色 10 ～ 15 分钟，盖上盖玻片，用吸水纸吸去多余染液。

（4）高倍镜下观察口腔上皮细胞并绘图，细胞质中散在的一些染成亮绿色粒状和短棒状的颗粒，就是线粒体。

### 2.洋葱鳞茎内表皮细胞线粒体的活体染色

（1）滴 2 滴詹纳斯绿 B 染液于清洁载玻片上，撕取小块洋葱鳞茎内表皮细胞置于染液中，染色 10 ～ 15 分钟。

（2）用吸管或吸水纸吸去多余的染液，再滴加 2 滴 Ringer 溶液，将洋葱内表皮铺平，盖上盖玻片，用吸水纸吸去多余液体，置于高倍镜下观察并绘图。

### 3.绿豆根尖细胞液泡系的中性红染色观察

（1）滴 6 ～ 7 滴中性红染液于清洁载玻片上，用双面刀片把初生的绿豆根尖

（1～2cm长）小心切一纵切面，放入载玻片上的染液中，染色10～12分钟。

（2）用吸水纸吸去多余的染液，滴2滴Ringer溶液，盖上盖玻片，并用镊子轻轻地下压盖玻片，使根尖压扁，利于观察。

（3）在高倍镜下观察并绘图，先观察根尖部分的生长点的细胞，可见细胞质中散在很多大小不等的染成玫瑰红色的圆形小泡，为初生的幼小液泡。由生长点向延长区观察，在一些已分化生长的细胞内，液泡的染色较浅，体积增大，数目变少。在成熟区细胞中，一般只有一个淡红色的巨大液泡，占据细胞绝大部分，将细胞核挤到细胞一侧贴近细胞壁处。

## 【实验报告】

1. 分别绘制口腔上皮细胞和洋葱内表皮细胞中的线粒体形态和分布图。
2. 简单计数以上两种类型细胞中线粒体数目。
3. 绘制绿豆根尖细胞中液泡形态结构图。
4. 描述你所观察的实验结果（线粒体或液泡的染色、位置、形态、数量等）。

## 附：试剂配制方法

（1）Ringer溶液　NaCl：0.85g，KCl：0.25g，$CaCl_2$：0.03g，溶于100mL蒸馏水中。

（2）1/5000詹纳斯绿B溶液　称取0.5g詹纳斯绿B溶于5mL Ringer溶液，稍加热（30～40℃）使之很快溶解，用滤纸过滤，即为1%詹纳斯绿B原液。临用前，取已配置的1%詹纳斯绿B溶液1mL，加入49mL Ringer溶液混匀，装入棕色瓶备用。最好现配现用，以保持充分的氧化能力。

（3）1/3000中性红溶液　称取0.5g中性红溶于5mL Ringer溶液，稍加热（30～40℃）使之很快溶解，用滤纸过滤，即为1%中性红原液。将其装入棕色瓶于暗处保存，否则易氧化沉淀，失去染色能力。临用前，取已配置的1%中性红溶液1mL，加入29mL Ringer溶液混匀，装入棕色瓶备用。

## 【思考题】

1. 在不同种类的细胞中，细胞器的形态和数量是否有区别？
2. 动物细胞和植物细胞的细胞器的种类有哪些不同？

# 实验三　细胞计数和细胞活力检测

## 【实验目的】

1. 掌握细胞计数的方法和细胞活力的概念。
2. 熟悉检测细胞活力的染色方法。

## 【实验原理】

**1. 细胞计数** 细胞的生长状态与其密度相关，因此在进行细胞传代培养及了解细胞的生长状况时，需要进行细胞计数。在实验室中可采用血细胞计数板法对细胞计数：先将培养的细胞或血细胞稀释成均匀的细胞悬液，然后将细胞悬液滴入血细胞计数板内，对计数室四角上的四个大格内的细胞数进行统计，再根据计数室的容积及细胞悬液的稀释倍数，换算出每毫升细胞悬液中的细胞数目，从而得到细胞浓度。

**2. 细胞活力检测** 细胞活力是指样本细胞中活细胞所占的百分比。细胞活力受细胞培养条件、药物和生长因子等各因素的影响，因此在观察细胞的生理状态时需要先检测细胞活力。活 / 死细胞计数检测是评估细胞活力的一种常见方法。其利用的原理是：细胞损伤或死亡时，某些染料可穿透变性的细胞膜，并与解体的 DNA 结合，使其着色。而活细胞能阻止这类染料进入细胞内，因此可用该方法鉴别死细胞与活细胞。常用的染料有台盼蓝、苯胺黑、结晶紫等。

## 【实验材料】

**1. 材料** 鸡红细胞悬液。

**2. 器材** 显微镜、血细胞计数板、盖玻片、移液器、1.5mL 离心管。

**3. 试剂** PBS 缓冲液、4% 台盼蓝、0.1mol/L $CH_3COONH_4$ 溶液。

## 【实验内容】

### 1. 细胞计数

（1）清洁血细胞计数板：将血细胞计数板及盖玻片用 75% 酒精擦拭干净，然后用干净纱布轻轻拭干并将盖玻片盖在计数板上（注意不要划伤计数板表面）。

（2）观察血细胞计数板的结构：血细胞计数板呈长方形，有 2 个计数室。在显微镜下观察，每个计数室分为 9 个大正方格，每个大方格边长为 1mm，计数室的底与盖玻片间的距离为 0.1mm，即每个大方格的容积为 1mm×1mm×0.1mm=0.1mm³。四角的每个大格被等分为 16 个中格，中央的大格被等分为 25 个中格，每个中格又被等分为 16 个小格。

（3）制备鸡红细胞悬液：将鸡红细胞原液稀释 10 倍，即 100μL 鸡红细胞原液加入 900μL PBS。

（4）加样：用 10μL 移液器吸取 10μL 上述稀释的鸡红细胞悬液，从盖玻片边缘滴入计数板内，使悬液充满计数室。注意加样量不要过少，也不要溢出盖玻片。如滴入溶液过少，经多次充液，易造成气泡；如滴入过多，溢出并流入两侧深槽内，使盖玻片浮起，容积改变，会影响计数结果。如出现上述情况，应洗净计数板，干燥后重做。

（5）静置 3 分钟。

（6）计数统计：在 10×10 低倍镜下观察，统计计数室四角四个大方格中细胞的总数，压线的只记左侧和上方的。若镜下偶见由两个以上细胞组成的细胞团，应按单个细胞计算；若细胞团占 10% 以上，说明分散不好，需重新制备细胞悬液。

（7）计算：计数完后，按下列公式计算出鸡红细胞原液的浓度：

鸡红细胞原液浓度（个/mL）＝（$n \div 4$）×10000×10（稀释倍数），其中 $n=$ 四大格内的细胞总数；由于四角大方格中的每个方格体积为 $0.1mm^3$，$1mm^3=1/1000mL$，故而 ×10000。

**2. 细胞活力检测**

（1）稀释：将鸡红细胞原液稀释到 $1 \times 10^6 \sim 1 \times 10^7$ 个/mL。稀释公式为：$C_1 \times V_1 = C_2 \times V_2$，即稀释前后溶质含量保持不变。式中，$C_1$、$V_1$ 代表溶液稀释前的浓度和体积；$C_2$、$V_2$ 代表溶液稀释后的浓度和体积。

（2）取 1.5mL 离心管，加入稀释后的鸡红细胞悬液 0.1mL。

（3）染色：在离心管中加入 0.1mL 0.4% 的台盼蓝染液，混匀，染色 2～3 分钟。（注：细胞悬液：台盼蓝体积比为 1：1）。

（4）加样：用 10μL 移液枪吸取少许上述悬液加入计数板中。

（5）镜下取几个任意视野分别统计死细胞数和活细胞数（染蓝色的为死细胞，未染色的为活细胞），计算细胞活力：细胞活力 = 活细胞数 / 细胞总数 ×100%。

活力测定可以和细胞计数合起来进行，但要考虑到染液对原鸡红细胞悬液的加倍稀释作用。

【实验报告】

1. 本实验中鸡红细胞原液的浓度为多少？
2. 本次实验的细胞活力为多少？

附：试剂配制方法

（1）PBS 缓冲液的配置　称取 NaCl 17.2g、Na2HPO4 1.48g、KH2PO4 0.43g，加蒸馏水定容至 1000mL，调 pH 值到 7.2。

（2）4% 台盼蓝　0.4g 台盼蓝加热溶于 100mL PBS 溶液中。

【思考题】

1. 在哪些实验中需要先进行细胞计数，有什么作用？
2. 若要将 1mL $1 \times 10^{10}$ 个/mL 鸡红细胞原液稀释至 $1 \times 10^6 \sim 1 \times 10^7$ 个/mL，应该怎样配置，写出计算过程和操作步骤。

# 实验四　细胞膜的渗透性

## 【实验目的】

1.掌握细胞膜的渗透性与物质的相对分子质量、脂溶性大小、分子的极性以及水解特性的关系。

2.熟悉不同物质透过细胞膜的速度。

3.了解溶血现象及其发生机制。

## 【实验原理】

细胞膜是细胞与细胞外环境进行物质交换的选择通透性屏障，可选择性地控制物质进出细胞。将红细胞放入数种等渗溶液中，由于红细胞对各种溶质的通透性不同，有的溶质可以渗入，有的溶质不能渗入。渗入红细胞的溶质能够提高红细胞的渗透压，促使水分进入红细胞，导致细胞膜破裂，血红蛋白从红细胞中溢出，该现象称为溶血。

细胞膜对物质通透性的差别与溶质的相对分子量、脂溶性大小、分子极性以及在溶液中的电离特性等有关。相对分子质量越小、脂溶性越大的分子越容易透过细胞膜；离子和大的极性分子由于它们的电荷及高的水合度，不论其大小，都很难透过细胞膜。由于溶质渗入的速度不同，溶血的时间也就各不相同。因此，可通过记录红细胞溶血所需的时间来判定细胞膜对各物质通透性的差别。

## 【实验材料】

**1.材料**　鸡血。

**2.器材**　废液缸、废物缸、移液枪和枪头、50mL 小烧杯、10mL 试管、试管架、秒表等。

**3.试剂**　0.17mol/L 氯化钠、0.17mol/L 氯化铵、0.17mol/L 醋酸铵、0.17mol/L 硝酸钠、0.32mol/L 甘氨酸、0.32mol/L 葡萄糖、0.12mol/L 硫酸钠、0.32mol/L 乙醇、0.32mol/L 乙二醇、0.32mol/L 丙三醇、蒸馏水、肝素钠。

## 【实验内容】

**1.制备鸡血细胞悬液**　取 50mL 小烧杯一只，加入 1 份鸡血和 9 份 0.17mol/L 的氯化钠溶液（加肝素钠），混匀，形成一种不透明的红色液体，此即稀释的鸡血细胞悬液。

**2.低渗溶液**　取一支试管，加入 5mL 蒸馏水，再加 0.5mL 稀释的鸡血细胞悬液，混匀，观察溶液颜色的变化（由不透明的红色逐渐变澄清，说明红细胞发生破裂造成红细胞溶血），记录溶血时间（观察时间不超过 15 分钟）。

**3.鸡红细胞的渗透性**　将 10 支 10mL 的试管进行编号，置于试管架上备用。

（1）取上述试管一支，加入 0.17mol/L 氯化钠等渗溶液 5mL，再加入 0.5mL 稀释的鸡血细胞悬液，轻摇试管将其混匀，观察有无溶血现象，为什么？记录溶血时间（自加入稀释鸡血细胞悬液到溶液变成红色透明澄清所需时间）。

（2）分别在另外 9 种等渗溶液中进行同样的操作，记录有无溶血现象和溶血的时间。

（3）若发生溶血现象可将试管中的溶液滴 1～2 滴到载玻片上，在显微镜下进行观察。

## 【实验报告】

1. 将观察到的结果记入表 7-4-3，并对实验结果进行分析比较。

表 7-4-3　不同等渗溶液下的溶血现象

| 试管编号 | 溶液类型 | 是否溶血 | 时间 | 结果分析 |
| --- | --- | --- | --- | --- |
| 1 | 0.17mol/L 氯化钠 | | | |
| 2 | 0.17mol/L 氯化铵 | | | |
| 3 | 0.17mol/L 硝酸钠 | | | |
| 4 | 0.17mol/L 醋酸铵 | | | |
| 5 | 0.32mol/L 甘氨酸 | | | |
| 6 | 0.32mol/L 乙醇 | | | |
| 7 | 0.32mol/L 丙三醇 | | | |
| 8 | 0.32mol/L 乙二醇 | | | |
| 9 | 0.32mol/L 葡萄糖 | | | |
| 10 | 0.12mol/L 硫酸钠 | | | |

2. 描述显微镜下鸡红细胞溶血现象。

## 【思考题】

1. 试分析不同类型的醇透过细胞膜的速度不同的原因。

2. 为什么脂溶性越大的分子越容易透过细胞膜？

# 实验五　细胞中微丝的染色和形态观察

## 【实验目的】

1. 掌握考马斯亮蓝 R250 对植物细胞微丝染色的方法。

2. 熟悉显微镜下微丝的基本形态和结构。

## 【实验原理】

细胞骨架（cytoskeleton）是指真核细胞中的蛋白质纤维网架体系。狭义的细胞骨架指细胞质内的微丝（microfilament，MF）、微管（microtuble，MT）和中间纤维（intermediatedfilament，IF），广义的细胞骨架还包括细胞核骨架。细胞骨架系统不仅决定了细胞的形态，而且对于细胞的运动、细胞内物质的运输、细胞内信息传递、细胞分裂时染色体的分离和胞质分裂等多种生命活动均起着重要的作用。

微丝是由肌动蛋白组成的细丝，普遍存在于真核细胞中，以束状、网状或散在等多种方式有序地存在于细胞质的特定空间位置上。本实验采取考马斯亮蓝 R250 染料显示微丝。考马斯亮蓝 R250 是一种普通的蛋白质染料，它可以将各种细胞蛋白染成蓝色，并非特异性地显示微丝，但本实验中用 TritonX-100 溶液可抽提胞质中除细胞骨架蛋白以外的其他蛋白，而有些细胞骨架纤维如微管在该实验条件下不够稳定，还有些类型的纤维太细，在光镜下无法分辨，因此我们看到的主要是微丝（其直径 40nm 左右）组成的微丝束。

## 【实验材料】

**1. 材料** 洋葱鳞茎。

**2. 器材** 显微镜、培养皿、刀片、吸管、镊子、牙签、载玻片、盖玻片、废液缸。

**3. 试剂** M- 缓冲液、1% 的 TritonX-100 溶液、3% 的戊二醛溶液、磷酸缓冲液（PBS）、0.2% 考马斯亮蓝 R250 染液。（配制方法见附录）

## 【实验内容】

1. 用镊子撕取洋葱鳞茎的内表皮细胞（约 $1cm^2$ 大小 2～3 片），浸没在培养皿内的 PBS 中。

2. 吸去 PBS，加入 TritonX-100 溶液处理 20～30 分钟。

3. 吸去 TritonX-100 溶液，加入 M- 缓冲液洗 3 次，每次 3～5 分钟。

4. 将材料放入 3% 的戊二醛溶液中固定 20～30 分钟。

5. 用 PBS 洗 3 次，每次 3～5 分钟。

6. 用 0.2% 考马斯亮蓝 R250 染液染色 15 分钟。

7. 用蒸馏水清洗 1～2 次，材料置载玻片上，滴加 1～2 滴 PBS，加盖玻片，于显微镜下观察。

## 【实验报告】

绘制光镜下细胞中微丝的分布图。

## 附：试剂配制方法

（1）M- 缓冲液：50mmol/L 咪唑（pH 值 6.7）、50mmol/L KCl、0.5mmol/L $MgCl_2$、1mmol/L

EGTA、0.1mmol/L EDTA、1mmol/L 巯基乙醇、4mmol/L 甘油。1mol/L HCl 调 pH 值至 7.2。

（2）1% 的 TritonX-100 溶液（用 M- 缓冲液配制）。

（3）3% 的戊二醛溶液（用 PBS 配制）。

（4）pH 6.8 的 6mmol/L 磷酸缓冲液（PBS），$KH_2PO_4$ : $Na_2HPO_4$=7 : 3，用 $NaHCO_3$ 调 pH。

（5）0.2% 考马斯亮蓝 R250 染液：0.2g 考马斯亮蓝 R250 溶于 46.5mL 甲醇，加入 7mL 冰醋酸和 46.5mL 蒸馏水。

## 【思考题】

本实验中，TritonX-100、戊二醛和考马斯亮蓝处理细胞的作用分别是什么？

# 实验六　细胞的有丝分裂

## 【实验目的】

1. 掌握动植物细胞有丝分裂各时期的细胞主要形态变化特点。
2. 了解动植物细胞有丝分裂的异同。

## 【实验原理】

细胞分裂方式主要包括有丝分裂（mitosis）、无丝分裂（amitosis）和减数分裂（meiosis）三种。有丝分裂是高等真核生物细胞分裂的主要方式，细胞通过形成有丝分裂器，将遗传物质平均分配到两个子代细胞，有效地保证生物遗传的稳定性。细胞增殖周期包括分裂间期和分裂期，其中分裂间期持续时间长，分裂期持续时间短，但分裂期细胞形态变化最为明显和复杂，通常又可把分裂期分为前期、中期、后期和末期四个阶段。本实验主要通过显微镜观察洋葱根尖纵切片和马蛔虫子宫横切片，了解动植物细胞在细胞周期中的细胞形态变化。

## 【实验材料】

1. **仪器**　显微镜。
2. **标本**　洋葱根尖纵切片、马蛔虫子宫横切片。

## 【实验内容】

### 1. 植物细胞有丝分裂各期的观察（图 7-6-1）

（1）**低倍镜观察**　可见洋葱根尖纵切片的生长区细胞较小，排列紧密，呈方形。在该区许多间期细胞中间，散在分布有处于各个不同时期的细胞有丝分裂相。选择较典型的各个分裂期细胞，转换高倍镜观察。

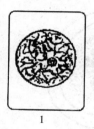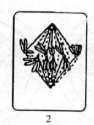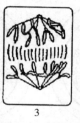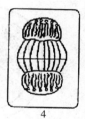

**图 7-6-1　洋葱根尖细胞有丝分裂**

1. 前期；2. 中期；3. 后期；4. 末期

（2）高倍镜观察

①间期：细胞核圆形或卵圆形，轮廓清晰，可见 1 到数个核仁。

②前期：核膜溶解，核区膨大；核仁逐渐解体，故有的细胞中可见核仁，有的细胞中核仁已经消失；染色质折叠形成细丝状结构，称染色线。

③中期：核膜、核仁完全消失；细胞中央区域出现纺锤体；染色质浓缩成染色体，每条染色体包含 2 条染色单体，由着丝粒连接，但光镜下难以辨认两条染色单体；细胞内的全部染色体（16 条）移到细胞中央，有序排列在细胞中央的"赤道"面上，形成赤道板。

④后期：每个染色体的着丝粒纵裂，姐妹染色单体分开成为两个独立的染色体；排列在赤道板的全部染色体分成两组（姐妹染色单体分开，各分向一组），在纺锤丝的牵引下分别向两极移动。

⑤末期：两组染色体分别到达细胞两极。染色体解聚形成染色质；核仁、核膜重新出现，形成两个子细胞核；在两个子核之间形成细胞板，并向周边延伸直至分隔成两个新的子细胞。

**2. 动物细胞有丝分裂各期的观察（图 7-6-2）**

（1）低倍镜观察　可见马蛔虫子宫横切片上有许多圆形的受精卵。每个受精卵外面有一层较厚的卵壳（受精膜），卵壳内是宽大的围卵腔，受精卵细胞悬浮在围卵腔中。选择不同时期的受精卵细胞换到高倍镜观察。

（2）高倍镜观察　马蛔虫受精卵与洋葱根尖细胞的有丝分裂过程基本相似，也分为分裂间期和分裂期，分裂期也可分为前、中、后、末四个时期。与植物细胞有丝分裂的不同之处主要是：动物细胞具有中心粒而没有由纤维素成分构成的细胞壁，植物细胞则具有纤维素性质的细胞壁而没有中心粒。因此，两者在纺锤体的形成和胞质分裂的方式上有所不同。动物细胞在分裂时，中心粒复制成两组，分别移向细胞两极，中心粒周围出现星射线，两组中心粒之间出现纺锤丝并形成纺锤体，而植物细胞的纺锤体两端没有中心粒和星射线。动物细胞以缢裂方式形成子细胞，植物细胞则以隔板方式形成子细胞。

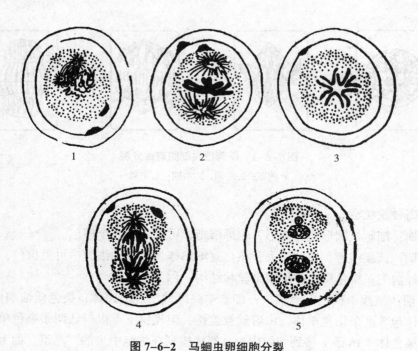

**图 7-6-2　马蛔虫卵细胞分裂**

1. 前期；2. 中期（侧面观）；3. 中期（极面观）；4. 后期；5. 末期

①间期：细胞核轮廓清晰，染色浅淡，呈均质状。有时因切面的关系可能看不到间期的细胞核。

②前期：核区膨大，染色质折叠形成细线状；两组中心粒分别移向细胞两极，中心粒周围有放射状排列的星射线，中心粒之间出现纺锤丝。

③中期：受精卵细胞所有 6 条染色体位于细胞中央的赤道面，侧面观呈一直线状，极面观 6 条染色体在一个平面上清晰可数；两组中心粒分别移到细胞两极，中心粒之间纺锤体已形成并移到细胞中央区域。

④后期：着丝粒一分为二，各染色单体形成两组并分别向两极移动。

⑤末期：染色体解聚形成染色质；核膜、核仁重新出现，形成两个子核；纺锤体、星射线消失；细胞在赤道部位向内凹陷，最后缢裂为两个子细胞。

## 【实验报告】

根据对标本的观察绘制洋葱根尖细胞和马蛔虫受精卵细胞有丝分裂各期图。

## 【思考题】

列表比较动物细胞和植物细胞有丝分裂各期的异同。

# 第八章　医学遗传学实验 ▷▷▷

## 实验一　人类性状的调查与遗传分析

### 【实验目的】

1. 掌握对群体某一基因频率及基因型频率的估计方法。
2. 熟悉系谱分析方法。
3. 了解人类一些常见遗传性状及其遗传方式。

### 【实验原理】

人是最重要的模式生物，也是遗传学的主要研究对象之一。人类体表性状基本上可分为由单基因决定的质量性状和由多基因决定的数量性状两大类。遗传因素对人类的体表性状有重要影响。许多体表性状如舌的运动、拇指类型、眼睑、发旋、耳垂、扣手、白化症和红绿色盲等都是人类质量性状和群体遗传学研究的经典指标。掌握人类体表性状的遗传分析，对于认识人类性状遗传规律、学习和研究群体遗传学都有重要意义。

人类的各种性状都由特定的基因控制形成。由于个体的遗传基础不同，某些特定的性状在不同的个体表现不同。通过对群体中某一性状的调查分析，可以估算出该基因的等位基因频率和基因型频率。

1908 年，英国数学家 G.Hardy 和德国医生 W.Weinberg 证明，在一个不发生突变、迁移和选择的无限大的随机交配群体中，基因频率和基因型频率在世代繁衍中将保持恒定。这就是遗传平衡定律或 Hardy–Weinberg 定律。基因频率和基因型频率在世代繁衍中保持恒定的群体就是遗传平衡群体。在有性生殖的生物中，一种性别的任何一个个体有同样的机会与其相反性别的任何一个个体进行交配的有性生殖结合方式，称为随机交配。假设某一位点有一对等位基因 A 和 a，A 基因在群体出现的频率为 $p$，a 基因在群体出现的频率为 $q$；基因型 AA 在群体出现的频率为 $D$，基因型 Aa 在群体出现的频率为 $H$，基因型 aa 在群体出现的频率为 $R$。群体（$D$，$H$，$R$）交配是完全随机的，那么这一群体基因频率和基因型频率的关系是：

$$D=p^2 \qquad\qquad H=2pq \qquad\qquad R=q^2$$

这说明任何一物种的所有个体，只要能随机交配，基因频率很难发生变化，物种能保持相对稳定性。根据遗传平衡定律，可以对人类群体进行基因频率的分析。

由于诸多主客观因素的限制，人类遗传学的发展相对比较缓慢。目前，对人类许多性状的遗传特征的了解尚不深入，随着人类基因组计划的完成，将加快人类性状的研究进展。虽然系谱分析方法进展缓慢，但是系谱分析仍是在一定程度上研究人类质量性状和疾病基因传递规律的重要方法。所谓系谱，或称家系图，是指某一家族各世代成员数目、亲属关系与基因表达的性状或疾病在该家系成员中分布情况的示意图。系谱的调查一般都是从最先发现的、具有某一性状或症状的先证者入手，进而追溯其直系和旁系的亲属。系谱分析法常用于单基因遗传性状研究，包括常染色体显性和隐性，以及性连锁显性和隐性遗传方式的分析。

本实验将调查一些已知的人类遗传性状，初步了解这些性状的遗传特性，根据所测得的数据进行群体遗传结构分析，同时可判断这个群体是否处于遗传平衡状态，并在可能的情况下，学生可对自己家庭的某些性状做相应的系谱分析，从而学习基本的系谱分析方法。

## 【实验内容】

**1. 确定调查性状及方案**　按照以下几种单基因体表性状的判断标准，各实验小组（个人）选择若干个体表性状，确定实验调查方案。

（1）**人类 ABO 血型**　人类 ABO 血型是人体的一种遗传性状，它受一组复等位基因（$I^A$、$I^B$、i）控制，$I^A$ 是 i 的显性、$I^B$ 是 i 的显性、$I^A$ 与 $I^B$ 间是共显性。人类群体中有 A 型、B 型、AB 型、O 型等四种血型。

（2）**耳垂**　耳垂性状受一对单基因座（F-f）的控制。人群中不同个体的耳朵，若耳垂向下悬垂成圆形或与颊部皮肤部分连接，称为有耳垂型；如果耳垂内侧与颊部皮肤大部分或完全相连，则称无耳垂型（彩图 8-1-1）。有耳垂型为显性遗传，无耳垂型为隐性遗传。

（3）**酒窝**　酒窝性状受一对单基因控制遗传。有些人在微笑时口角外侧或面颊部呈现出一圆形、三角形或椭圆形皮肤凹陷，称为酒窝；有些人微笑时则不出现酒窝，称无酒窝（彩图 8-1-2）。一般认为，有酒窝为显性遗传，无酒窝为隐性遗传，但这类性状的遗传方式目前尚有争论。

（4）**卷舌**　卷舌性状受单基因座（T-t）的控制。有些人能将舌的两侧缘向上卷起，呈"U"形甚至卷成筒状，称为卷舌型；有些人则不能，称为非卷舌型（彩图 8-1-3）。卷舌型为显性遗传，非卷舌型为隐性遗传。

（5）**眼睑**　眼睑性状受单基因座（E-e）的控制。眼睑即眼皮，可分为单层和双层，俗称单眼皮和双眼皮（彩图 8-1-4）。一般认为双眼皮为显性性状，单眼皮为隐性性状。关于这类性状的遗传方式，目前尚无定论。

（6）**扣手**　扣手与交叉臂、惯用手等都属于人类体表左、右不对称行为特征，研究证明扣手与遗传因素有关，在人很小的时候就已固定且不再改变。当人的左、右手交互对叉手指时，若右手拇指在上时感觉习惯称为右型（R 型），是显性性状（彩图 8-1-5）；若左手拇指在上时感觉习惯则称为左型（L 型），属隐性性状。

（7）拇指类型 人的拇指指间关节活动性状也受单基因控制遗传。当某人的拇指指间关节尽力后伸时，从侧面观察拇指远端关节与拇指垂直轴线形成的角度，若角度小于30°则称为拇指直型（S型），属于显性遗传；若角度大于30°则称为拇指过伸型（H型），属于隐性遗传（彩图8-1-6）。

（8）环食指长 有研究认为环食指长属于伴X染色体单基因遗传，环指（无名指）与食指之间的关系与性别有关。食指长于环指称食指长（I型），为显性性状；若环指长于食指则称环指长（R型），为隐性性状（彩图8-1-7）。

（9）发式 发式性状是单基因遗传性状。人类的发式有卷发和直发两种基本类型，卷发为显性性状，直发为隐性性状，表现为不完全显性遗传。

（10）利手 利手又称惯用手、优势手。判断方法是看哪只手在活动时（如写字、用模方式、使用剪刀等）灵巧。但由于我国传统上一些家庭对子女左手使用筷子、写字加以限制，故不宜仅凭写字或用筷来判断利手，应综合多种活动特征来判断。若左手灵活则为左利手（L），若右手灵活则为右利手（R）。多数学者认为利手是常染色体单基因遗传，且R型对L型为显性性状。

**2. 调查群体的性状表现**

（1）自我观察。通过镜子先自我观察自身的上述10种遗传性状，将观察结果记入观察记录表（表8-1-1）。

**表8-1-1 个人性状统计表**

| 学号 | 血型 | 有无耳垂 | 有无酒窝 | 卷舌 | 眼睑 | 扣手 | 拇指类型 | 环食指长 | 发式 | 利手 |
|---|---|---|---|---|---|---|---|---|---|---|
| | | | | | | | | | | |

（2）同学之间互相观察。以10个人为一组，观察上述10对单基因控制的遗传性状，小组长做记录汇总，将结果计入记录表（表8-1-2），并进行基因频率和基因型频率的计算。

**表8-1-2 小组性状统计表**

| | 血型 | 有无耳垂 | 有无酒窝 | 卷舌 | 眼睑 | 扣手 | 拇指类型 | 环食指长 | 发式 | 利手 |
|---|---|---|---|---|---|---|---|---|---|---|
| 双/有/是/能/A | | | | | | | | | | |
| 单/无/短/B | | | | | | | | | | |
| AB | | | | | | | | | | |
| O | | | | | | | | | | |

（3）统计全班及年段的资料，进行基因频率和基因型频率的计算。

（4）家庭成员观察。观察自己的祖父母、外祖父母、父母及自己的上述一个遗传性状，将观察结果记入观察记录表（表8-1-3）。

表 8-1-3　家庭成员性状统计表

| 观察性状 | 祖父 | 祖母 | 外祖父 | 外祖母 | 父亲 | 母亲 | 自己 |
|---|---|---|---|---|---|---|---|
|  |  |  |  |  |  |  |  |

## 【实验报告】

1. 选择其中 4 个遗传性状，完成表格内容。

表 8-1-4　小组性状统计结果

| 性状 | 显性 | 隐性 | 总数 | 显性基因型频率（$D+H=p^2+2pq$） | 隐性基因型频率（$R=q^2$） | $p=1-q$ | $q$ |
|---|---|---|---|---|---|---|---|
|  |  |  |  |  |  |  |  |

表 8-1-5　班级性状统计结果

| 性状 | 显性 | 隐性 | 总数 | 显性基因型频率（$D+H=p^2+2pq$） | 隐性基因型频率（$R=q^2$） | $p=1-q$ | $q$ |
|---|---|---|---|---|---|---|---|
|  |  |  |  |  |  |  |  |

2. 绘制 1 个遗传性状的家庭系谱图，并说明其遗传方式。

# 实验二　人类 G 显带染色体核型分析

## 【实验目的】

1. 掌握 G 显带核型分析方法。
2. 熟悉 G 显带染色体的形态结构。
3. 了解各号染色体 G 带带型特征。

## 【实验原理】

核型（karyotype）是指一个体细胞中的全部染色体，按其大小、形态特征顺序排列所构成的图像。将待测细胞的核型进行染色体数目、形态特征的分析，称为核型分析（karyotype analysis）。1960 年在美国丹佛、1963 年在英国伦敦、1966 年在美国芝加哥召开过三次国际会议，制定了人类有丝分裂染色体的识别、编号、分组以及核型描述（包括染色体数目和结构异常的核型描述）等统一的标准命名系统。根据这一命名系统，按染色体的长度和着丝粒的位置，将人类体细胞的46条染色体进行配对，顺序排列编号，其中22对为男女所共有，称为常染色体，编为1～22号，并分为A、B、C、D、E、F、G 7个组，A组最大，G组最小（表8-2-6）。还有一对随男女性别而异，称为性染色体。女性为X双染色体，男性为XY染色体。X染色体较大，为亚中着丝粒染色体，列入C组；Y染色体较小，为近端着丝粒染色体，列入G组。核型的描述包括两部分内容，第一部分是染色体总数，第二部分是性染色体的组成，两者之间用"，"分隔开。正常女性核型描述为46，XX；正常男性核型描述为46，XY。

表8-2-6 人类染色体分组及形态特征

| 组别 | 染色体序号 | 形态大小 | 着丝粒位置 | 次缢痕/随体 |
|---|---|---|---|---|
| A | 1～3 | 最大 | M（1，3）；SM（2） | 1号有次缢痕 |
| B | 4～5 | 次大 | SM | 无 |
| C | 6～12，X | 中等 | SM | 9号有次缢痕 |
| D | 13～14 | 中等 | ST | 13～15号有随体 |
| E | 16～18 | 小 | M（16）；SM（17，18） | 16号有次缢痕 |
| F | 19～20 | 次小 | M | 无 |
| G | 21～22，Y | 最小 | ST | 21～22号有随体 |

注：M为中间着丝粒染色体，SM为近中着丝粒染色体，ST为近端着丝粒染色体。

G显带法是把制备的染色体在染色前用各种不同的方法进行预处理，使染色体在Giemsa染色后可显示出各种不同明暗相间的带纹，因用Giemsa染色，所以称为G带。人类染色体标本经过G显带处理后，在每条染色体上可显示出深浅相间的条纹，而且有较为恒定的G带带纹特征。观察及分析G带染色体，可较为准确地识别每条染色体，并可发现染色体上较细微的结构畸变，从而提高染色体核型分析的准确性。

通常染色体长臂和短臂上被Giemsa染液深染者称为深带，浅染或未被染色者称为浅带。在描述每一条染色体上的带时，根据带纹距离着丝粒的远近，常使用臂的近端（近侧段）、中部（中段）、远端（远侧段）、末端等名称。

## 【实验材料】

剪刀、镊子、培养皿、胶水或糨糊，正常人中期染色体G显带分裂相照片。

## 【实验内容】

在G显带染色体照片上（彩图8-2-1）按每号染色体的特征仔细辨别每条染色体。在此基础上用剪刀将照片上的染色体逐条剪下，排列在核型分析报告纸上，经反复调整，认为准确无误后用胶水贴上。根据核型分析结果，填写核型、报告者、报告日期。

## 附：

### 附1：各号染色体的带型特点及鉴别要点

A组：1～3号染色体。

1号染色体：

p：近着丝粒处有两个深带，但中部的深带较宽，远端着色渐浅。在处理较好的标本上，远侧段可见3～4条浅染的深带。

q：紧贴着丝粒处为深染的次缢痕（呈多态性），中段和远侧段各有两条深带，中段两条深带稍靠近，第二条深带染色较浓。

第1号染色体鉴别并不困难，但如不注意有时会把长短臂颠倒。有两个明显的特征可用以区别长臂与短臂。其一是短臂远侧的一半几乎为浅染区；其二是深染的次缢痕位于长臂且紧靠着丝粒。

2号染色体：

p：可见4条深带，中段的两条深带稍靠近些。

q：可见4~7条带，接近着丝粒的1/3区段的着色甚浅，其余的远侧区段上，带纹分布较均匀，着色也深。

3号染色体：

两臂带型分布对称，形似"蝴蝶"，为该染色体的独有特征，p、q中部各有一条明显而宽的浅带，着丝粒及附近区段的着色深。

p：近端可见1条深带，远端2条深带较靠近末端，其中远侧的一条带较窄，着色较浅，是鉴别第3号染色体短臂的主要特征。

q：长臂的近侧部和远侧部一般各有1条较宽的深带。

B组：4～5号染色体。

4号染色体：

p：中央一条中等着色带。

q：4~5条分布均匀的中等着色带，质量优良的标本中，近中段的两条带又各划分为两条深带。

5号染色体：

p：中央一条中等着色带，比4号更容易深染。

q：中段可见3条深带，染色较深，有时融合在一起，呈"黑腰"。远端可见1～2条深带，其中末端的一条深带着色更浓。

C组：6～12号和X染色体。

6号染色体：

p：中段有一较宽的浅带，远端两条深带常融合成一条。

q：可有4～6条深带，近侧的一条紧贴着丝粒，远侧末端的一条深带窄而且着色较浅。

7号染色体：

p：末端有一深染带，形似"瓶盖"。

q：可见 3 条分布均匀的着色带，近侧部和中部的 2 条带着色深，远侧近末端的一条深带着色较浅。

8 号染色体：

外形使人感到它的带纹较为模糊。

p：近侧段和远侧段各有一条着色带，中段有一条较宽的浅带，这是与 10 号染色体短臂相区别的主要特征。

q：常见 2～3 条界线不明显的深带，远端一条染色较深。

9 号染色体：

p：远端可见 2 条深带，常融合为 1 条较宽的带。

q：有 2 条明显的深带，次缢痕通常不着色且往往是多态性的；有些标本上呈现出特有的"颈部区"。

10 号染色体：

p：大多不出现明显的深带；在较好的标本上，可出现 2 条浅染的深带。

q：有明显的 3 条深带，近端一条染色最深。

11 号染色体：

p：较长，近中部可见 2 条深带（有时融合为 1 条）。

q：近中部有 2 条深带，常融合成一条，与着丝粒之间是一条较宽的浅带。

12 号染色体：

p：中部可见一条深带。

q：中部由中间宽、两边窄的 3 条深带组成，常融合成一条较宽的深带，与着丝粒之间有一条浅带，与 11 号相比较窄。

X 染色体：

大小介于 7 号和 8 号染色体之间。

p：中部 1 条明显的深带，犹如"竹节状"。近端和远端为染色较浅的带。

q：可见 4 条深带，近侧部的一条深带最明显。

p 中部的深带和 q 近侧的深带到着丝粒的距离几乎是对称的。

D 组：13～15 号染色体。

13 号染色体：

p：短臂和随体均为深染。

q：可见 4 条深带，第 1 和第 4 条深带较窄，色亦较淡；第 2 条深带最宽，第 3 条次之；有时第 2、3 和 4 带融合在一起。

14 号染色体：

p：短臂和随体均为深染。

q：4 条深带，近侧部的第一条窄和第二条宽的深带常融合在一起，近侧部的第 2 带和远侧部的第 4 带特别明显，这二者之间为一很窄且着色较浅的带；在较差的标本上，通常只显现两个明显的深带。

15 号染色体：

p：着丝粒和短臂均为深染。

q：近端有一较窄深带，中段有一条明显的深带，接近末端处有一着色带较窄并封口。

E 组：16～18 号染色体。

16 号染色体：

p：通常着色较浅，但在较好的标本上可见 1～2 条着色不很深的带。

q：着丝粒和次缢痕着色均深，近中部有一明显的深带，在较好的标本上，远侧部可见另 1 条着色不太深的带。

17 号染色体：

p：浅染，中部通常为一窄的深带。

q：远端通常可见一较宽的深带，在较好的标本上它显现为 2 条窄的深带，在这条深带与着丝粒之间为一明显而宽的浅带。

18 号染色体：

p：浅染。

q：近侧和远侧各有一条明显的深带。

F 组：19～20 号染色体。

19 号染色体：

着丝粒及其周围深染，p、q 均为浅染。在有些标本上长臂近中段可显出一条着色极浅的带。

20 号染色体：

着丝粒的染色深。

p：有一显著的深带。

q：几乎为浅染色。

G 组：21、22 号与 Y 染色体。

21 号染色体：

着丝粒着色淡，其长度比 22 号染色体短，长臂紧贴着丝粒处为一深染色的宽带。

22 号染色体：

着丝粒染色深，比 21 号染色体长，在长臂上可见两条深带，近侧的一条着色浓且紧贴着丝粒，呈点状；近中段的一条染色淡，在有的标本上不显现。

Y 染色体：

p 一般不着色；q 远侧 1 / 2 处是核型中着色最深的区段，但其长度变化不一，有时整个长臂被染成深色。

**附 2：人类染色体 G 带歌谣**

一秃二蛇三蝶飘，四像鞭炮五黑腰；六号像个小白脸，七盖八下九苗条；十号长臂近带好，十一低来十二高；十三四五一二一，十六长臂缢痕大；十七长臂戴脚镣，十八白头肚子饱；十九中间一点腰；二十头重脚飘飘；二十一好像黑葫芦瓢，二十二头上一点黑；X 染色一担挑，Y 染色长臂带黑脚。

## 【实验报告】

分析一张正常人 G 显带核型照片。

# 实验三 人类皮纹分析

## 【实验目的】

1. 掌握皮纹分析的基本知识和方法。
2. 了解皮纹分析在遗传学中的应用。

## 【实验原理】

人体的皮肤由表皮和真皮组成。真皮乳头向表皮突起，构成许多整齐的乳头线称为嵴线（idge），嵴线之间凹陷部分称为沟（furrow）。皮肤表层因皮嵴和皮沟走向不同而形成各种图形，称为皮肤纹理（dermatoglyphy），简称皮纹。我国是世界上公认的指纹术发源地，距今 6000 多年的仰韶文化半坡遗址出土的陶器上印有清晰可见的斗型纹和箕形纹图案，是最早应用指纹、掌纹的国家。1880 年苏格兰医生 Henry Faulds、1883 年英国遗传学家 Francis Galton 都对人类的指纹进行过深入研究，创立了用指纹鉴定身份的方法。Francis Galton 还是现代皮纹学的创始人，他（1892）所撰写的《指纹》一书，具体地提出了弓、箕、斗的指纹构型分类，与目前的分类法十分相似，并提出了指纹的可遗传性。目前遗传学研究认为皮纹是由多基因控制的性状，在胚胎发育的第 12～13 周开始，第 19 周左右形成，其形态终身不变，主要分布于手掌、手指、脚掌、脚趾等部位。

如今，皮纹学的知识和技术已广泛应用于人类学、遗传学、法医学及临床某些疾病的辅助诊断。

## 【实验材料】

放大镜、印台、印油或油墨、白纸、直尺、铅笔、量角器及实验者双手。

## 【实验内容】

先在检查纸上依次填入姓名、性别、年龄和民族等，将检查纸平放在光滑桌面上，备用。将双手洗净、擦干，用印油或油墨均匀地涂抹手掌和手指。先将十个手指分别滚动印在检查纸的下边，然后再将手掌印下。

### （一）指纹观察

手指末端腹面的皮纹称为指纹。根据纹理的走向和三叉点的数目，可将指纹分为三种类型：弓形纹、箕形纹、斗形纹。

**1. 弓形纹**　特点是嵴线由一侧至另一侧，呈弓形，无中心点和三叉点。根据弓形的弯度分为简单弓形纹（彩图 8-3-1）和篷帐式弓形纹（彩图 8-3-2）。

**2. 箕形纹**　箕形纹俗称簸箕。在箕头的下方，纹线从一侧起始，斜向上弯曲，再回转到起始侧，形状似簸箕。此处有一呈三方向走行的纹线，该中心点称三叉点。根据箕口朝向的方位不同，可分为两种：箕口朝向手的尺侧者（朝向小指）称正箕或尺箕（彩图 8-3-3）；箕口朝向手的桡侧者（朝向拇指），称反箕或桡箕（彩图 8-3-4）。

**3. 斗形纹**　是一种复杂、多形态的指纹。特点是具有两个或两个以上的三叉点。斗形纹可分绞形纹（双箕斗）、环形纹、螺形纹和囊形纹等（彩图 8-3-5）。

根据统计，指纹的分布频率存在种族、性别的差异。东方人尺箕和斗形纹出现频率高，而弓形纹和桡箕较少；女性弓形纹多于男性，而斗形纹较男性略少。

### （二）嵴纹计数

**1. 指嵴纹计数**　弓形纹由于没有圆心和三叉点，计数为零。箕形纹和斗形纹，则可从中心到三叉点中心绘一直线，计算直线通过的嵴纹数。斗形纹因有两个三叉点，可得到两个数值，只计多的一侧数值。双箕斗分别先计算两圆心与各自三叉点连线所通过的嵴纹数，再计算两圆心连线所通过的嵴纹数，然后将三个数相加起来的总数除以 2，即为该指纹的嵴纹数（彩图 8-3-6）。

**2. 指嵴纹总数（TFRC）**　为 10 个手指指嵴纹计数的总和。我国男性平均值为 148 条，女性为 138 条。

### （三）掌纹观察

掌纹分为五部分（图 8-3-1）：

**1. 大鱼际区**　位于拇指下方。

**2. 小鱼际区**　位于小指下方。

**3. 指间区**　从拇指到小指的指根部间区域（$I_1 \sim I_4$）。

**4. 三叉点及四条主线**　在 2、3、4、5 指基部有三叉点 a、b、c、d，并各引出一条主线，即 A 线、B 线、C 线和 D 线。

**5.atd 角**　正常人手掌靠腕部的大、小鱼际之间，具有一个三叉点，称轴三叉或 t 三叉。从三叉点 a 和三叉点 d 分别画直线与 t 三叉点相连，即构成 atd 角。可用量角器测量 atd 角度的大小，并确定 t 三叉点的具体位置。t 三叉点的位置离掌心越远，也就离远侧腕关节褶线越近，atd 角度数越小；而 t 三叉点的位置离掌心越近，离腕关节褶线越远，atd 角就越大。我国正常人 atd 角的平均值为 41°。

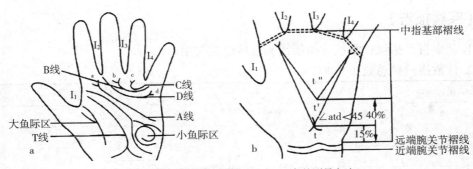

a. 正常人手掌纹路；b. 轴三叉点 atd 角的测量方法

**图 8-3-1　正常人掌纹示意图**

## （四）指褶纹和掌褶纹（图 8-3-2）

褶纹是手掌和手指屈面各关节弯曲活动处所显示的褶纹。实际上褶纹不是皮肤纹理，但由于染色体病患者的指褶纹和掌褶纹有改变，所以列入皮纹，进行观察讨论。

**1. 指褶纹**　正常人除拇指只有一条指褶纹外，其余四指都有 2 条指褶纹与各指关节相对应。

**2. 掌褶纹**（图 8-3-3）

（1）普通型　正常人手掌褶纹主要有三

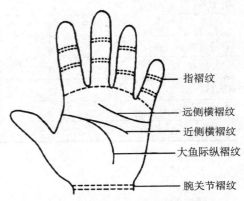

**图 8-3-2　正常人指褶纹和掌褶纹**

条，分别是远侧横褶纹、近侧横褶纹、大鱼际纵褶纹。

（2）通贯掌　又称猿线。由远侧横褶纹与近侧横褶纹连成一条直线横贯全掌而形成。

（3）变异Ⅰ型　也称桥贯掌。表现为远侧和近侧横褶纹借助一条短的褶纹连接。

（4）变异Ⅱ型　又称叉贯掌。为一横贯全掌的褶纹，在其上下各方伸出一个小叉。

（5）变异Ⅲ型　又称悉尼掌，表现为近侧横褶纹通贯全掌，远侧横褶纹仍呈正常走向。这种掌褶纹多见于澳大利亚正常悉尼人群中，故称悉尼掌。

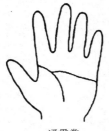
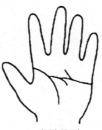
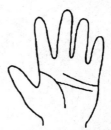

通贯掌　　　　　变异Ⅰ型　　　　　变异Ⅱ型　　　　　变异Ⅲ型（悉尼掌）

**图 8-3-3　掌褶纹各种变异型**

## 【实验报告】

1. 观察自己指纹、掌纹、指褶纹和掌褶纹的类型。
2. 计数指嵴纹总数（TFRC）。

| 左手 atd 角： | | | | | |
| --- | --- | --- | --- | --- | --- |
| | 拇指 | 食指 | 中指 | 环指 | 小指 |
| 我的指纹 | | | | | |
| 指纹类型 | | | | | |
| 嵴纹数 | | | | | |
| 左手嵴纹数小计： | | | | | |
| 右手 atd 角： | | | | | |
| | 拇指 | 食指 | 中指 | 环指 | 小指 |
| 我的指纹 | | | | | |
| 指纹类型 | | | | | |
| 嵴纹数 | | | | | |
| 右手嵴纹数小计： | | | | | |
| 总指嵴数： | | | | | |

# 第九章　病理学实验 ▷▷▷▷

## 实验一　细胞、组织的适应、损伤与修复

### 【实验目的】

1. 掌握变性、坏死的类型及形态变化；肉芽组织的概念、形态特征和功能。
2. 熟悉细胞、组织适应性反应常见类型及其形态特征；适应、变性、坏死的相互关系；瘢痕组织的概念、形态特征和对机体的影响。

### 【实验内容】

#### （一）学生观察部分

**1. 组织切片**

（1）肝脂肪变性（fatty degeneration of liver）（彩图 9-1-1）

［低倍镜观察］可见肝小叶结构，病变处肝细胞内出现空泡。

［高倍镜观察］病变处肝细胞质中出现大小不等的圆形空泡，此空泡即为脂肪滴在制片过程中被有机溶剂所溶解而形成。肝细胞核被脂肪滴挤压至细胞的周边部。

（2）支气管黏膜鳞状上皮化生（bronchial tube scale shape epidermis metaplasia）

［镜下观察］部分区域可见支气管黏膜上皮细胞变性、坏死脱落，部分假复层纤毛柱状上皮由鳞状上皮取代；支气管壁可见血管扩张，炎细胞浸润（彩图 9-1-2）。

（3）淋巴结干酪样坏死（caseous necrosis of lymph nodes）

［镜下观察］本切片仅在包膜下可见少量淋巴组织，大部分已发生干酪样坏死，成为一片无细胞结构、颗粒状的红色物质；可见朗汉斯巨细胞（彩图 9-1-3）。

（4）肉芽组织（granulation tissue）

［低倍镜观察］肉芽组织表面有一层炎性渗出物，其下有大量新生毛细血管向表面垂直生长，继续向深部观察，血管和炎细胞减少，并有胶原形成（彩图 9-1-4）。

［高倍镜观察］新生毛细血管管壁由单层内皮细胞构成，管腔内可见红细胞；成纤维细胞散在分布，体积较大，呈短梭形，核椭圆形或梭形；在肉芽组织中可见各种炎症细胞（中性粒细胞、淋巴细胞、浆细胞、单核细胞）浸润（彩图 9-1-5）。

**2. 大体标本**

（1）肾萎缩（atrophy of kidney，肾盂积水）

［肉眼观察］可见肾盂扩大，肾实质发生压迫性萎缩而变薄，输尿管开口处可见结石。

（2）肾干酪样坏死（caseous necrosis）

［肉眼观察］肾切面可见大片坏死，坏死组织呈黄色，松软细腻，状如干酪。

（3）脾梗死（infarct of spleen）

［肉眼观察］脾切面可见一灰白色坏死区，与正常组织分界清楚。坏死部实变，无光泽，干燥，此为凝固性坏死的特点。

（4）手干性坏疽（dry gangrene of foot）

［肉眼观察］为外科手术标本。皮肤为黑褐色，手掌、手指均有坏死，坏死组织干燥、变硬、皱缩，与周围组织界限分明。

## （二）教师示教部分

**1. 坏死细胞核的变化**

［镜下观察］可见细胞核呈碎片的为核碎裂。细胞核体积缩小、染色深的为核固缩。细胞核仅见轮廓，核仁与核染色质消失者为核溶解。

**2. 肾小管上皮细胞水肿（hydropic degeneration of kidney）**

［镜下观察］可见肾小管上皮细胞肿胀，细胞之间界线不清，细胞质透亮或呈颗粒状。肾小管腔缩小，腔内含有絮状粉红色的蛋白性物质。

**3. 病理性钙化（pathologic calcification）**

［镜下观察］沉积的钙盐呈蓝色，颗粒或团块状，团块周围常有纤维结缔组织围绕。

## 【实验报告】

显微镜下绘图：肉芽组织（高倍镜观察）。

要求标示：图名，染色，放大倍数，毛细血管，成纤维细胞，炎细胞。

## 【思考题】

1. 变性分哪几种类型？各有何主要病变？
2. 坏死分哪几种类型？显微镜下观察坏死细胞核的变化是什么？
3. 干酪样坏死的病变特点是什么（肉眼观和镜下观）？
4. 肉芽组织的特点是什么（肉眼观和镜下观）？

## 【病例讨论】

患者，男，78岁，吸烟史30余年，20年前发现慢性支气管炎，初期每年冬季出现咳嗽、咳少量灰白色黏液性痰，以后转变为终年持续性症状，咳嗽、咳痰症状加重。近

10 年来呼吸和心功能均有下降，出现右心功能不全，夜间不能平卧、气喘。1 个月前又因肺部感染和心力衰竭，经治疗无效死亡。

病理检查：

呼吸道：各级支气管均受累，主要变化是黏膜上皮细胞变性、坏死，纤毛倒伏、脱落，部分黏膜上皮被鳞状上皮替代；黏液腺数量增多，且细胞体积增大，分泌功能明显；管壁平滑肌细胞数量减少，纤维结缔组织增多。

心脏：右心室体积增大，切面右心室壁增厚，在肺动脉瓣下 2cm 处心室肌层厚度为 6mm，乳头肌和肉柱也有显著增粗，镜下见心肌细胞体积增大，核大、染色加深。

脑：脑回变窄，脑沟变宽且深，脑室扩张，镜下见神经元细胞体积变小，细胞数量减少。

分析题：

患者病理学检查各脏器分别出现了哪些适应性变化？请说出你的依据。

# 实验二　局部血液循环障碍

## 【实验目的】

1. 掌握血栓的类型及形态特点；血栓栓塞的形态特点及对机体的影响；梗死的类型及病变特点；慢性肺、肝淤血的病变特点及其临床病理联系。

2. 熟悉脑出血的原因、病理变化及后果。

3. 了解血栓形成过程；体循环静脉栓子的运行途径。

## 【实验内容】

### （一）学生观察部分

**1. 组织切片**

（1）慢性肺淤血（chronic pulmonary congestion）（彩图 9-2-1）

［低倍镜观察］部分肺泡腔内有粉红色水肿液或出血，肺间质不同程度纤维化。

［高倍镜观察］肺泡壁增厚，肺泡壁毛细血管扩张充血，部分肺泡壁内可见红染的胶原纤维束；部分肺泡腔内有粉红色水肿液、红细胞，部分肺泡腔内可见大量吞噬含铁血黄素颗粒的巨噬细胞。

（2）慢性肝淤血（chronic liver congestion）

［低倍镜观察］肝小叶结构完整，中央静脉及周围肝血窦大片扩张、充血，小叶周边肝血窦扩张、充血不明显。

［高倍镜观察］肝小叶中央静脉及其周围肝血窦高度扩张、淤血，该处肝细胞萎缩消失；小叶周边肝细胞体积增大，胞质内充满红染细颗粒，部分肝细胞质内有大小不一的脂滴空泡。

（3）血栓机化与再通（organization and recanalization of thrombus）

[低倍镜观察] 血管腔内充满肉芽组织，并可见大小不等的腔隙。

[高倍镜观察] 血栓与血管壁相连处可见较多新生毛细血管、成纤维细胞、各种炎细胞（机化）；其间散在大小不等的不规则腔隙，较大腔隙内被覆内皮细胞，内含红细胞（再通）。

（4）肾贫血性梗死（anemia infarct of kidney）（彩图 9-2-2）

[低倍镜观察] 可见一呈三角形的淡染梗死区域，与正常肾组织间界限清楚，梗死区肾小球、肾小管的结构轮廓尚存。

[高倍镜观察] 梗死区域内可见模糊的肾小球和肾小管的组织轮廓，但细胞边界模糊，细胞核消失，细胞质呈嗜酸性质块。梗死边缘与正常肾组织交界区有充血、出血及炎细胞浸润。

### 2. 大体标本

（1）慢性肺淤血（chronic pulmonary congestion）

[肉眼观察] 肺组织稍变致密，失去正常之疏松状态；肺重量增加，被膜增厚、紧张；肺内散在许多棕褐色小斑点；肺间质内可见灰白色纤维条索。

（2）二尖瓣疣状赘生物（mitral valve verrucous vegetations）

[肉眼观察] 心脏的二尖瓣闭锁缘上见一单行排列整齐，灰白色半透明状细颗粒突起，直径约 0.1cm。

（3）肺动脉栓塞（pulmonary embolism）

[肉眼观察] 在肺脏切面上，可见肺动脉主干内有一长条状混合血栓，与动脉内膜连接不紧密。此为血栓栓塞。

（4）脾贫血性梗死（anemia infarct of spleen）

[肉眼观察] 脾脏切面可见一灰白色三角形的梗死灶，质地较实、干燥、无光泽。此病灶的尖端指向脾门，底部位于脾表面，病灶周围有暗红色出血带。

（5）肠出血性梗死（hemorrhagic infarct of intestine）

[肉眼观察] 在套叠肠段之剖面，可见肠段呈黑褐色，肠壁因淤血、水肿和出血而明显增厚，黏膜皱襞消失，梗死段与正常肠壁分界较清楚。

（6）慢性肝淤血（chronic liver congestion）

[肉眼观察] 肝脏体积增大，包膜紧张，重量增加；切面可见暗红色条纹与浅黄色条纹相间，形似槟榔的切面，故又称"槟榔肝"。呈暗红色区域为肝小叶中央静脉及窦状隙的淤血区，浅黄色区域为肝细胞脂肪变性区。

## （二）教师示教部分

### 1. 股静脉内血栓（femoral venous thrombus）

[肉眼观察] 静脉腔内可见一长血栓充满整个管腔，大部分与静脉壁粘连紧密；血栓干燥易碎；血栓一端为稍长的灰白色区（头），中间呈红白相间的结构（体），另一端为较长的暗红色区（尾）。

## 2. 混合血栓（mixed thrombus）

［镜下观察］血管腔内充满粉红色小梁与深红色区层状交替排列。此为红细胞与血小板梁层状交替排列，小梁边缘附有一些中性粒细胞，小梁之间为丝网状、红色的纤维蛋白，且网罗较多的红细胞。

## 3. 肺出血性梗死（hemorrhagic infarct of pulmonary）

［肉眼观察］肺切面可见一呈三角形的梗死灶，质较实，呈暗红色，病灶尖端指向肺门，底部靠近肺膜。

［镜下观察］梗死灶呈凝固性坏死，可见肺泡轮廓，且肺泡腔、小支气管和肺间质充满红细胞。梗死区肺泡轮廓可见，但肺泡壁组织结构不清，具有坏死特征；周围肺组织显著充血，充血、出血带不明显。

## 4. 脑出血（cerebral hemorrhage）

［肉眼观察］标本为大脑冠状切面，右侧内囊处（丘脑与豆状核、尾状核之间）出血，该处脑组织被血凝块代替呈黑色，侧脑室受压。

## 【实验报告】

显微镜下绘图：慢性肺淤血（高倍镜观察）。
要求标示：图名、染色、放大倍数、肺泡壁、肺泡腔及心衰细胞。

## 【思考题】

1. 肺淤血多见于哪些情况？何谓心力衰竭细胞？
2. 本实验中赘生物的本质？对机体有哪些影响？
3. 出血性梗死的形成机制？

## 【病例讨论】

病史摘要：某一大面积烧伤患者，住院期间输液时曾行大隐静脉切开插管。患者后因感染性休克而死亡，死后尸检发现髂外静脉内有血栓形成。

分析题：
1. 该患者血栓形成的原因是什么？
2. 血栓是何种类型并描述其大体及镜下特点？

# 实验三 炎 症

## 【实验目的】

1. 掌握炎症的概念与基本病理变化（变质、渗出、增生）。
2. 熟悉急性炎症（纤维素性炎和化脓性炎）和慢性炎症（炎性息肉和异物肉芽肿）的病变特征；各种炎细胞的形态特征、功能与意义。
3. 了解炎症的原因与意义。

## 【实验内容】

### （一）学生观察部分

**1. 组织切片**

（1）蜂窝织炎性阑尾炎（phlegmonous inflammation of appendix）（彩图 9-3-1）

［低倍镜观察］阑尾横断面，自外向内依次可见浆膜层、肌层、黏膜下层、黏膜层。阑尾腔扩大，内含大量脓细胞，部分黏膜上皮细胞坏死脱落。

［高倍镜观察］阑尾各层可见明显充血、水肿，伴有大量中性粒细胞浸润，尤以肌层典型。

（2）假膜性肠炎（pseudomembranous inflammation of intestine）

［低倍镜观察］黏膜浅表坏死，渗出物中含有大量纤维素。

［高倍镜观察］纤维素聚集呈束状或片块状，呈浓淡不均的红色，其间杂有少量坏死组织及炎细胞。

（3）鼻炎性息肉（inflammatory polyp of nose）（彩图 9-3-2）

［低倍镜观察］呈圆形或椭圆形，表面被覆柱状上皮，内部腺体增生，腺腔扩张。

［高倍镜观察］腺管由柱状上皮或立方上皮围成，数量增多。间质血管及纤维成分增生，伴有慢性炎细胞浸润。

（4）异物肉芽肿（foreign body granuloma）（彩图 9-3-3）

［低倍镜观察］结节状病灶，边界尚清。结节内可见蓝灰色异物，异物周边可见多核巨细胞

［高倍镜观察］巨噬细胞增生，体积增大，胞质丰富，核圆、椭圆或肾形，可见体积较大的多核巨细胞（此结节内为异物巨细胞），胞内有多个大小形状均较一致的细胞核，核散在于胞浆内，注意细胞内有无异物、是否与胞外异物一致。

（5）肺脓肿（lung abscess）

［低倍镜观察］肺组织切片中可见多个紫红色病灶，即脓肿灶。

［高倍镜观察］脓肿区的肺组织坏死，结构消失，有大量脓细胞聚集，有的脓腔内可见蓝色细菌菌落；病灶周围有少量纤维组织包绕，形成脓肿壁。

**2. 大体标本**

（1）蜂窝织炎性阑尾炎（phlegmonous inflammation of appendix）

［肉眼观察］阑尾肿胀增粗，表面有灰黄色脓性渗出物覆盖。切面见阑尾壁厚薄不一。阑尾腔扩张并可见脓性分泌物。

（2）化脓性脑膜炎（purulent meningitis）

［肉眼观察］大脑半球标本，脑膜血管高度扩张充血，脑膜表面有灰黄色脓性渗出物覆盖，渗出显著处的脑表面结构（脑沟、脑回与血管）模糊不清。

（3）肺脓肿（lung abscess）

［肉眼观察］部分肺叶组织质地变实，灰白色，边界不清，称为实变。切面可见多

个大小不等的脓腔，部分脓肿中脓液流失而成空腔，周围有纤维组织增生形成的脓肿壁，边界清楚。

（4）胸膜纤维素性炎（fibrinous inflammation of pleura）

[肉眼观察]胸膜表面附着白色纤维素渗出物，呈丝状或膜状，表面粗糙。

（5）气管纤维素性炎（fibrinous inflammation of trachea）

[肉眼观察]本标本的喉、气管及支气管由背侧剪开，其黏膜不光滑，表面附有一层灰白色膜状物（即假膜），气管及支气管假膜附着不甚紧密，容易脱落。

（6）宫颈息肉（inflammatory polyp of cervix）

[肉眼观察]标本为有蒂的椭圆形肿块，表面光滑，质地细软，灰白色。

## （二）教师示教部分

**1. 肝脓肿（liver abscess）**

[肉眼观察]肝脏体积肿大，肝组织部分被破坏，代之以大小不等的多个脓肿，脓肿中心可见黄白色脓性坏死物质，部分则因脓液流失后，留下空隙呈蜂窝状。脓肿周围有纤维组织增生形成的脓肿壁。

[镜下观察]脓肿灶内原有的肝组织已坏死溶解，其中有大量脓细胞聚集；病灶周围部分肝细胞出现水肿、变性及坏死，肝血窦扩张。

**2. 心包纤维素性炎（fibrinous inflammation of pericardium）**

[肉眼观察]心脏标本，心包已剪开，心包表面粗糙，为大量灰黄色渗出物附着其上，呈绒毛状，因而又称绒毛心。此为发生于浆膜的纤维素性炎。

[镜下观察]纤维素聚集呈束状或片块状，呈浓淡不均的红色，其间杂有少量坏死组织及炎细胞，深层处见部分区域毛细血管丰富，成纤维细胞增生。

**3. 慢性胆囊炎（chronic cholecystitis）**

[肉眼观察]标本为剖开的胆囊，胆囊壁明显增厚，黏膜皱襞粗糙。慢性胆囊炎多与结石合并存在，互为因果。

[镜下观察]胆囊壁增厚，纤维结缔组织增生，黏膜上皮多数萎缩，各层中有慢性炎细胞（淋巴细胞和浆细胞）浸润。

**4. 肺炎性假瘤（inflammatory pseudotumor of lung）**

[肉眼观察]肺标本上可见境界清楚的灰白色病灶，形似肿瘤。并非真性肿瘤。

[镜下观察]由肉芽组织、炎细胞、增生的实质细胞和纤维结缔组织构成，为境界清楚的瘤样病变。

## 【实验报告】

显微镜下绘图：各种炎细胞（高倍镜观察）。

要求标示：图名、染色、放大倍数和炎细胞种类（中性粒细胞、淋巴细胞、浆细胞、巨噬细胞和异物巨细胞）。

## 【思考题】

1. 绒毛心是如何形成的？有何临床后果？
2. 何为假膜性炎？喉及气管的病变后果有何不同？
3. 假膜的成分有哪些？
4. 按化脓性炎的分类，阑尾炎属何种类型？
5. 比较脓肿与蜂窝织炎的异同。

## 【病例讨论】

患者，男，23 岁，右拇趾跌伤化脓数天，畏寒发热两天，曾用小刀自行切开引流。入院当天被同事发现有高热，神志不清，急诊入院。体格检查：体温 39.5℃，脉搏 130 次 / 分，呼吸 40 次 / 分，血压 80/50mmHg，急性病容，神志模糊；心率快、心律齐；双肺有较多湿性啰音；腹软，肝脾未扪及；全身皮肤多数瘀斑，散在各处，右小腿下部发红肿胀，有压痛。实验室检查：红细胞 $3.5×10^{12}$/L，白细胞 $25.0×10^9$/L，其中，中性粒细胞 0.75，单核细胞 0.02，淋巴细胞 0.23。入院后即使用大量激素、抗生素，输血 2 次，局部切开引流。入院后 12 小时血压下降，休克，病情持续恶化，于入院后第 3 日死亡。

尸体解剖发现：躯干上半部有多数皮下瘀斑散在，双膝关节有大片瘀斑，从右足底向上 24cm 皮肤呈弥漫性红肿，拇趾外侧有一 1.5cm 的外伤创口，表面有脓性渗出物覆盖，皮下组织出血。双肺体积增大，重量增加，普遍充血，有多数大小不等的出血区及多数灰黄色米粒大小的脓肿，肺切面普遍充血，有多数出血性梗死灶及小脓肿形成；支气管黏膜明显充血，管腔内充满粉红色泡沫状液体。全身内脏器官明显充血，心、肝、肾、脑实质细胞变性。心包脏层、消化道壁、肾上腺、脾脏有散在出血点。在肺及大静脉血管内均查见革兰阳性链球菌及葡萄球菌。

分析题：
1. 死者生前患有哪些疾病（病变）（根据病史及病理解剖资料做出诊断）？
2. 这些疾病（病变）是如何发生、发展的？

# 实验四　肿　瘤

## 【实验目的】

1. 掌握肿瘤的异型性及良性与恶性肿瘤、癌与肉瘤的主要形态学区别；肿瘤的命名原则及分类。
2. 熟悉常见肿瘤的一般形态特点、生长方式和扩散途径；转移性肿瘤的形态特征。
3. 了解畸胎瘤、黑色素瘤的形态特征。

## 【实验内容】

### （一）学生观察部分

#### 1. 良性上皮组织肿瘤

（1）皮肤乳头状瘤（papilloma of skin）

［肉眼观察］

①肿瘤突出于皮肤表面，呈外生乳头状生长，外形似桑椹，肿瘤基底部较狭窄，成蒂与正常组织相连，无浸润现象。

②切面肿物呈乳头状，灰白色，粗糙，界限清楚，可继发感染、出血等。

［镜下观察］（彩图 9-4-1）

①肿瘤实质为表面增生的鳞状上皮，乳头中心是由血管及纤维组织构成的肿瘤间质，有少量炎细胞浸润，间质与实质构成"手指手套状"的关系。

②瘤细胞形态、排列层次及方向性与正常皮肤鳞状上皮组织相似，主要表现为组织结构的异型性（呈乳头状），而细胞形态异型性甚小，故为良性肿瘤。

（2）乳腺纤维腺瘤（fibroadenoma of breast）

［肉眼观察］肿瘤呈分叶状或球形，有完整包膜，境界清楚，切面灰白色，可见交叉分布的纤维条索，实性，质地均匀。

［镜下观察］（彩图 9-4-2）

①肿瘤组织内无正常乳腺小叶结构，全部为肿瘤组织，肿瘤周围有纤维包膜。

②肿瘤由大量增生的纤维组织和分散的乳腺"导管"（或腺管）所组成（即肿瘤性腺体），增生的纤维组织从四周伸向腺管并压迫和推挤腺管，使其管腔变窄、变形，呈分枝裂隙状（思考：本切片肿瘤的实质是什么，间质是什么）。

③增生的纤维和导管上皮细胞分化成熟，无明显异型性。

#### 2. 恶性上皮组织肿瘤

（1）皮肤鳞状细胞癌（squamous cell carcinoma of skin）

［肉眼观察］

①皮肤表面见一菜花状肿块，表面有溃疡形成。

②切面见肿块向表面呈外生性生长的同时向深部组织呈浸润性、破坏性生长，边界不清，无包膜，基底宽，呈灰白色，可见出血、坏死。

［镜下观察］（彩图 9-4-3）

①见大小形状不等的癌巢（肿瘤实质），边界清楚，癌巢之间为纤维结缔组织及血管（肿瘤间质），炎细胞浸润。

②癌巢由分化较好的似鳞状细胞的癌细胞构成，癌细胞层次较分明，最外周细胞类似基底细胞，其内主要成分是"棘层细胞"，有的可见细胞间桥，癌巢中央"棘层细胞"逐渐变薄、变梭，细胞成熟并产生角化物，形成大小不等的圆形或椭圆形的角化珠。

（2）肠腺癌（carcinoma of intestine）

［肉眼观察］肿块突出于肠黏膜表面，呈菜花状（或蕈伞状），表面常见坏死及溃疡形成，肿瘤基底部较宽；切面灰白色，癌组织呈蟹足状向深部肠壁组织浸润，边界不清。肿瘤部分组织坏死脱落，形成较大的不规则溃疡时，称溃疡型肠癌（或癌性溃疡），其边缘隆起，呈火山口状或堤状，癌性溃疡不规则，边缘和底部有坏死、粗糙。

［镜下观察］（彩图 9-4-4）

①切片中见部分为正常肠黏膜腺体，部分为癌组织。

②癌细胞排列成腺体状（每个腺样结构均为一个癌巢），但腺样结构（癌巢）染色深，大小形态不规则，排列紊乱（注意与正常黏膜腺体比较），且可见癌组织已浸润到黏膜下层和肌层（正常肠黏膜下层及肌层有腺体吗）。

③癌细胞与正常腺上皮细胞及肠腺瘤比较具有下列特点：癌细胞多，不规则排列成多层，异型性明显；核的排列方向紊乱（极性消失），核上浮，不一定在基底部；核大，深染，核/浆比例增大；可见病理学核分裂象。

（3）子宫颈原位癌（cervical carcinoma in situ）

［镜下观察］

①宫颈上皮可见异型增生的细胞，累及上皮全层，但未突破基底膜。

②癌细胞可蔓延至子宫颈腺体内，但未突破腺体基底膜。

### 3. 良性间叶组织肿瘤

纤维瘤（fibroma）

［肉眼观察］肿瘤呈球形或结节状，膨胀性生长，边界清楚，有完整包膜，切面灰白色，可见编织状的条纹，质地韧。

［镜下观察］（彩图 9-4-5）

①切片中全部是肿瘤组织，无正常组织。

②瘤组织分化较成熟，近似正常纤维组织，由丰富红染的胶原纤维及增生的瘤细胞构成，纤维束纵横交错，呈编织状排列，其间有少许血管。

③瘤细胞核细长而深染，与正常纤维细胞相似。切片中没有病理性核分裂，也没有坏死。

### 4. 恶性间叶组织肿瘤

纤维肉瘤（fibrosarcoma）

［肉眼观察］肿瘤呈结节状或不规则，无包膜或有假包膜；切面灰白或灰红色，细腻；可有坏死、出血，呈鱼肉状改变。

［镜下观察］（彩图 9-4-6）

（1）瘤组织由胶原纤维及增生的瘤细胞构成，但瘤细胞丰富而胶原纤维相对较少，瘤细胞束状排列成"人"字形、"羽毛形"或"鱼骨状"结构，间质血管丰富。

（2）瘤细胞异型性较明显，核大，深染，核/浆比例增大，有病理性核分裂象，部分切片边缘可见坏死。

**5. 转移性肿瘤**

淋巴结转移癌（metastatic carcinoma of lymphaden）

［肉眼观察］淋巴结肿大，部分相邻的淋巴结可融合，切面灰白，质硬。

［镜下观察］（彩图 9-4-7）

①仅可见少量残存的淋巴滤泡结构。

②淋巴结内见巢状或条索状肿瘤组织，转移的癌细胞异型性明显，核大，可见病理性核分裂象。

## （二）教师示教部分

**1. 子宫平滑肌瘤（leiomyoma of uterus）**

［肉眼观察］

①标本中可见正常子宫结构（如管腔、宫壁等）和附件（输卵管、卵巢），在子宫肌壁间、黏膜下或浆膜下可见多个大小不等的球形结节，境界清楚，质韧。

②切面灰白、灰红色，可见旋涡状或编织状条纹，常合并灶性玻璃样变性或黏液样变性，肿瘤无包膜，周围正常平滑肌组织可呈受压状改变。

**2. 脂肪瘤（lipoma）**

［肉眼观察］肿瘤呈扁圆形或分叶状，膨胀性生长，包膜完整，黄色，质地柔软有油腻感（似正常脂肪组织）；切面见瘤组织内有纤细的纤维组织间隔。

**3. 骨肉瘤（osteosarcoma）**

［肉眼观察］

①骨骺端呈梭形膨大，骨髓腔及骨骺端有广泛的灰白、灰红色肿瘤组织，骨髓腔破坏或消失而代之以瘤组织。肿瘤侵犯破坏骨皮质，骨外膜被掀起并形成新生骨，可见肿瘤上、下两端的骨皮质和掀起的骨外膜之间形成三角形隆起（在 X 线上称为 Codman 三角）。新生骨内许多新生的骨小梁和小血管与骨表面垂直呈放射状。

②骨肉瘤组织中肿瘤性骨质则杂以黄白色，质坚硬，如继发出血则呈灰红色，如坏死则可有囊性变。

**4. 乳腺癌伴腋窝淋巴结转移**

［肉眼观察］乳腺癌根治手术标本，标本内可见同侧腋窝多个肿大的淋巴结，大小不一，切面灰白色，质较硬。

**5. 肺转移性恶性肿瘤**

［肉眼观察］肺表面及切面可见多处散在分布的球形结节，边界清楚，但无包膜形成，有的结节中央发生出血坏死。

**6. 肝转移性恶性肿瘤**

［肉眼观察］肝脏表面和切面见多个散在球形结节，大小较一致，分界清楚，无包膜。部分肿瘤结节因中央出血、坏死而下陷，可形成"癌脐"。试问：血道转移瘤有哪些形态学特点？肝血道转移瘤常来自何种组织？

### 7. 畸胎瘤（teratoma）

[肉眼观察] 是来源于性腺或胚胎残基中潜在生殖细胞的肿瘤，往往含有两个或两个以上胚层的多种多样瘤组织成分。常见于卵巢和睾丸，也可见于纵隔、骶尾部、腹膜后、松果体等部位。肿瘤呈圆形或椭圆形，包膜完整，表面光滑；切面多呈单房囊状，囊内壁为颗粒状，粗糙不平，囊壁上常有一个结节状隆起，结节内常有多种瘤组织成分。囊内有皮脂、毛发，有的含小块骨、软骨及黏液、浆液等，甚至可见牙齿。畸胎瘤分良性和恶性，良性者多为囊性，各种组织基本上分化成熟，故又称成熟型囊性畸胎瘤；恶性者多为实性，含分化不成熟的胚胎样组织，又称未成熟型实性畸胎瘤。

## 【实验报告】

显微镜下绘图：乳腺癌（高倍镜观察）。

要求标示：图名、染色、放大倍数、癌巢、间质。

## 【思考题】

1. 何谓癌前病变？试述癌前病变的类型并举例说明。

2. 试比较肿瘤性增生和炎性增生的区别。

3. 简述良恶性肿瘤的区别。

4. 何谓原位癌？举例说明常见的原位癌。

5. 简述癌与肉瘤的区别。

## 【病例分析】

高某，女，15 岁。1 年前开始出现左大腿间歇性隐痛，后转为持续性疼痛伴局部肿胀。半年前不慎跌倒，左下肢不能活动。

体检：左大腿关节上方纺锤形肿胀。X 线检察诊断为左股骨下段骨质溶解，病理性骨折。经牵引治疗无效，行截肢术。

病理检查，左股骨下段骨皮质和骨髓腔大部分破坏，代之以灰红色、鱼肉样组织，镜检肿瘤细胞圆形、梭形、多边形。核大深染，核分裂象多见。细胞弥漫分布，血管丰富，可见片状或小梁状骨样组织。

患者截肢后愈合出院并予随访。出院后 4 个月出现胸痛、咳嗽、咯血，实验室检查血清碱性磷酸酶升高，截肢局部无异常。

分析题：

1. 患者左大腿肿块属什么性质病变？请根据病理特点做出诊断。

2. 局部疼痛和病理性骨折是怎样发生的？截肢术后 4 个月，出现胸痛、咳嗽、咯血又如何解释？

# 实验五　心血管系统疾病

## 【实验目的】

1. 掌握动脉粥样硬化的病变特点，原发性高血压病的基本病变、主要脏器的病变及其后果。

2. 熟悉风湿病的基本病变及其后果。

3. 了解慢性瓣膜病的病变特点及其后果。

## 【实验内容】

### （一）学生观察部分

**1. 组织切片**

（1）动脉粥样硬化（atherosclerosis）

［低倍镜观察］

早期动脉粥样硬化：病变处内膜下可见大量泡沫细胞聚集。

中晚期动脉粥样硬化（彩图9-5-1）：病灶表面为一层纤维帽，厚薄不一。纤维帽下方可见坏死崩解产物、胆固醇结晶、钙盐沉积等，中膜因斑块压迫、平滑肌细胞萎缩、弹力纤维破坏而变薄。

［高倍镜观察］

早期动脉粥样硬化：泡沫细胞体积大，圆形或椭圆形，胞质内含有大量小空泡。

中晚期动脉粥样硬化：增厚的内膜呈纤维组织增生、玻璃样变（即纤维帽）；纤维帽的深部见大量粉红的无定形的脂质和坏死物，其中有较多呈针状空隙的胆固醇结晶（粥样病灶）；底部及周边部可见肉芽组织、少量泡沫细胞（彩图9-5-2）和淋巴细胞浸润。

（2）高血压病细动脉硬化（arteriosclerosis）

［低倍镜观察］可见细动脉的玻璃样变和肌型小动脉的纤维化，管壁增厚，管腔狭窄。

［高倍镜观察］细动脉管壁呈均质红染无结构的玻璃样变性，小动脉内膜胶原纤维及弹性纤维增生，洋葱皮样改变，中膜平滑肌细胞增生及肥大。间质纤维组织增生及淋巴细胞浸润（彩图9-5-3）。

（3）风湿性心肌炎（rheumatic myocarditis）（彩图9-5-4）

［低倍镜观察］心肌间质水肿，可见风湿小体。

［高倍镜观察］风湿小体内可见大量风湿细胞（彩图9-5-5），风湿细胞体积大，圆形，胞质丰富。核体积大，圆形或椭圆形，核膜清晰，染色质集中于中央，核的横切面似枭眼状，纵切面呈毛虫状，有时可见多个核的风湿巨细胞。风湿小体还可见少量无定形的红染的纤维素样坏死物质。此外，尚有少量淋巴细胞和成纤维细胞浸润。

（4）心肌梗死（myocardial infarction）

［低倍镜观察］梗死初期可见红染坏死区，4天后坏死区周围出现充血出血炎症反应带。7天至2周，坏死边缘区出现肉芽组织，3周后可见瘢痕组织。

［高倍镜观察］梗死初期坏死区核溶解消失，胞质均质红染或不规则粗颗粒状，即收缩带。4天后坏死区周围出现炎细胞浸润。7天至2周，坏死区内可见新生毛细血管、炎细胞和少量成纤维细胞。3周后坏死区可见平行或交错分布的胶原纤维束组成。

**2. 大体标本**

（1）主动脉粥样硬化（aorta atherosclerosis）

［肉眼观察］

脂纹和脂斑：主动脉内膜面可见斑点状或条纹状浅黄色不隆起或微隆起于内膜的病灶。

纤维斑块和粥样斑块：主动脉内膜面可见凹凸不平、大小不等、形状不整、隆起于表面的黄白色斑块，此是由于脂质沉着使纤维组织增生形成纤维斑块。斑块内组织坏死则形成粥样斑块。表面组织坏死脱落则形成溃疡。

（2）高血压性心脏病（hypertensive heart disease）

［肉眼观察］心脏体积显著增大（正常心脏大小如本人手拳），心室壁明显增厚（正常厚0.9～1.2cm），乳头肌增粗。

（3）脑出血（cerebral hemorrhage）

［肉眼观察］可见内囊区有暗褐色出血区，侧脑室也充满陈旧性血凝块，脑室周围脑组织有破坏。

（4）心肌梗死（myocardial infarction）

［肉眼观察］初期梗死灶呈不规则苍白色病灶，周围可见暗红色的炎症反应带。陈旧性梗死灶呈地图状白色瘢痕。

（5）二尖瓣狭窄（mitral stenosis）

［肉眼观察］病变早期瓣膜轻度增厚，呈隔膜状；后期瓣叶增厚、硬化、腱索缩短，瓣膜呈鱼口状。

## （二）教师示教部分

**1. 冠状动脉粥样硬化并血栓形成（coronary atherosclerosis and thrombosis）**

［肉眼观察］冠状动脉粥样斑块处可见暗红色的血栓，管腔狭窄。

［镜下观察］冠状动脉内膜增厚，纤维组织增生及玻璃样变形成纤维帽；内膜深层有粥样坏死灶，灶内有胆固醇结晶及大量泡沫细胞，伴有钙化。

**2. 颗粒性固缩肾（granular atrophy of kidneys）（彩图9-5-6）**

［肉眼观察］双侧肾脏对称性缩小，质地变硬，肾表面凹凸不平，呈细颗粒状。切面肾皮质变薄，皮髓质界限模糊，肾盂和肾周围脂肪组织增多。

［镜下观察］可见肾组织内入球小动脉及小叶间动脉管壁变厚，管腔狭窄闭塞，管

壁呈粉染且无结构改变为玻璃样变。部分肾小球纤维化玻璃样变呈同心层状改变，相应肾小管萎缩、消失，间质结缔组织增生，淋巴细胞浸润。相对正常的肾小球发生代偿性肥大，肾小管代偿性扩张。

**3. 风湿性心内膜炎（rheumatic endocarditis）**

［肉眼观察］病变初期，受累瓣膜肿胀，瓣膜内出现黏液样变性和纤维素样坏死，浆液渗出和炎细胞浸润。病变后期，瓣膜闭锁缘上形成单行排列、直径为 1～2mm 的疣状赘生物。赘生物呈灰白色半透明状，附着牢固，不易脱落。

［镜下观察］赘生物由血小板和纤维蛋白构成，伴小灶状的纤维素样坏死，周围可见少量的风湿细胞。

## 【实验报告】

显微镜下绘图：风湿小体（高倍镜观察）。

要求标示：图名、染色、放大倍数、风湿小体。

## 【思考题】

1. 简述动脉粥样硬化的基本病理变化。
2. 简述良性高血压病的发展过程分期和各期主要器官病变。
3. 简述高血压病脑出血的发生机制。
4. 简述风湿病的基本病理变化。
5. 简述风湿性心内膜炎的病变和后果。

## 【病例讨论】

病例 1

患者，女，60 岁。主诉：突然头痛、神志不清、左侧肢体活动不利 1 小时。现病史：1 小时前，患者于会议发言中突然头痛，神志不清，跌倒在地，送医院途中出现尿便失禁，呕吐 1 次，无抽搐发作，左侧肢体不动。既往史：高血压病 3 年。

体格检查：体温 36.5℃，脉搏 60 次/分，血压 26.7/14.7kPa（200/110mmHg），呼吸 16 次/分，浅昏迷。面红赤，周身皮肤无出血点、瘀斑及血肿。两眼向右凝视，左侧鼻唇沟变浅，口角下垂。颈有抵抗。心律齐，主动脉瓣区第 2 心音亢进。双肺呼吸音清。左侧上下肢弛缓性瘫痪，肌力 0 级，Babinski 征左侧阳性，脑膜刺激征阳性。

辅助检查：头颅 CT 见右侧壳核部位有 4cm×5cm 的、类圆形的、密度均匀的高密度灶。

诊断：急性脑血管病，壳核出血。

分析题：

1. 患者患有何病？
2. 患者死因是什么？

3. 根据患者现有症状分析患者疾病的发展、转归及死亡?

病例 2

患者,男,50 岁,教师,因双下肢麻木、疼痛伴发热 2 天入院。患者有风湿病史 30 余年,因心慌气喘 3 年,诊断为"风心、二尖瓣双病变",于 4 年前行二尖瓣置换术。入院检查:心脏扩大,心尖区舒张期杂音Ⅲ级,死亡前夜,气急加重,出冷汗,咳出粉红色泡沫状痰,心电图示房颤。以后神志不清,血压下降,出现室颤,经抢救无效而死亡。

分析题:

1. 患者有风湿病史 30 余年,心慌气喘 3 年,推测此时患者心及肺脏已发生哪些变化?

2. 入院前 2 天出现双下肢麻木、疼痛,说明可能出现什么病变?怎样发生的?

3. 临终前,患者有气急,咳出粉红色泡沫状痰与上述病变有何关系?

病例 3

患者,男,65 岁,以"心前区压榨性疼痛伴大汗半小时"为主诉,于某年 12 月 8 日 6 时 30 分入院。半小时前患者在用力排便时突然出现心前区压榨性疼痛,舌下含服硝酸甘油后无缓解,伴大汗、烦躁不安。入院后心电监护提示:V1-V6 导联 ST 段呈弓背向上型抬高。立即给予吸氧、硝酸甘油静点、抗心律失常等治疗,病情缓解不明显,出现呼吸困难、咳嗽等症状,给予速尿、硝普钠等利尿剂和扩血管药物治疗,未见好转,抢救无效于当晚 10 时 10 分死亡。既往史:一个月前曾感胸部不适,活动后心悸、气短,到医院检查后诊断为"冠心病,心绞痛",予扩冠治疗后症状缓解。

尸检摘要:男性尸体,身长 165cm,肥胖体型,口唇、指(趾)甲紫绀。心脏重 350g,左心室壁厚 1.2cm,肉眼颜色不均匀,右心室壁厚 0.3cm。左心室及室间隔多处取材光镜下见大片心肌细胞核溶解消失。左冠脉主干动脉粥样硬化,使管腔狭窄 75% 以上。

分析题:

1. 请说出该例的主要病理诊断。

2. 指出患者的死亡原因。

3. 如果患者存活,机体将如何修复损伤部位?为什么?

# 实验六　呼吸系统疾病

【实验目的】

1. 掌握大叶性肺炎、小叶性肺炎的病变特点及其临床病理联系。
2. 熟悉慢性支气管炎、肺气肿、肺心病的病变特点及相互关系。

3. 了解间质性肺炎的病变特点及临床病理联系；肺癌的病变特点。

## 【实验内容】

### （一）学生观察部分

#### 1. 组织切片

（1）大叶性肺炎 – 红肝期（lobar pneumonia– stage of red hepatization）（彩图 9-6-1）

[低倍镜观察] 肺组织结构存在，病变处几乎所有肺泡腔内充满炎性渗出物，肺泡壁增宽。

[高倍镜观察] 肺泡腔内渗出物为大量红细胞和纤维素，纤维素细丝状交织成网，少量中性粒细胞和单核 – 巨噬细胞。肺泡壁毛细血管扩张充血。

（2）大叶性肺炎 – 灰肝期（lobar pneumonia–stage of gray hepatization）（彩图 9-6-2）

[低倍镜观察] 肺组织结构存在，病变处几乎所有肺泡腔内充满炎性渗出物，肺泡壁变窄。

[高倍镜观察] 肺泡腔内渗出物为大量纤维素和中性粒细胞，少量单核 – 巨噬细胞。肺泡腔内纤维素丝网状交织，可穿过肺泡间孔。肺泡壁毛细血管受压变窄，呈贫血状。

（3）小叶性肺炎（lobular pneumonia）（彩图 9-6-3）

[低倍镜观察] 病变呈弥漫性、散在、小灶状分布。病灶间的肺泡腔扩张。病变中心可见细支气管的管腔内有炎性渗出物，管壁充血，炎细胞浸润。细支气管周围肺泡结构不清，肺泡腔内可见渗出物。

[高倍镜观察] 病变细支气管管壁纤毛柱状上皮脱落，管腔内、管壁及周围肺泡腔内可见大量中性粒细胞，少量纤维素、单核 – 巨噬细胞、浆液及红细胞。部分病灶已超过细支气管所属小叶范围。病灶之间肺泡腔扩张，有多少不等的浆液和中性粒细胞渗出，肺泡壁毛细血管扩张充血。

（4）慢性支气管炎（chronic bronchitis）（彩图 9-6-4）

[低倍镜观察] 病变主要累及细支气管。部分支气管腔内可见脱落的黏膜上皮、坏死物及渗出物；黏液性腺体肥大、增生；部分管壁平滑肌束断裂、萎缩；支气管周围肺组织可有肺气肿变化。

[高倍镜观察] 部分支气管黏膜上皮坏死、脱落及杯状细胞……上皮发生黏……性粒细……

管数量明显减少，细小支气管慢性炎细胞浸润。

**2. 大体标本**

（1）大叶性肺炎 – 红肝期（lobar pneumonia– stage of red hepatization）

［肉眼观察］病变肺叶肿大，暗红色，质实如肝，表面颗粒状。切面实性、暗红色、粗糙颗粒状。

（2）大叶性肺炎 – 灰肝期（lobar pneumonia–stage of gray hepatization）

［肉眼观察］病变肺叶肿大，灰白色，质实如肝，表面可见少量纤维素性渗出物，切面实性、灰白色、粗糙颗粒状。

（3）小叶性肺炎（lobular pneumonia）

［肉眼观察］两肺表面和切面上散在分布灰黄色实变病灶，多发性，尤以下叶和背侧多见。病灶大小不等，直径多在 0.5~1cm（相当于肺小叶范围），形状不规则。病灶中心可见扩张的细支气管断面。病灶可互相融合，甚至累及全叶，形成融合性支气管肺炎，出现明显实变。

（4）肺气肿（pulmonary emphysema）

［肉眼观察］肺叶呈弥漫性膨大，边缘变钝，色灰白，质地松软缺少弹性，指压后遗留压迹。切面呈蜂窝状，可见大小不等的肺泡囊腔，有的可见直径超过 1cm 的大疱，有时肺膜下可见直径超过 2cm 的大疱（肺大疱）。

（5）慢性肺源性心脏病（chronic cor pulmonale）

［肉眼观察］心脏体积增大，心尖圆钝、肥厚。右心室肥厚，心腔扩张，乳头肌和肉柱显著增粗。肺动脉瓣下 2cm 处右心室肌壁厚度超过 5mm（正常 3~4mm）。

（6）中央型肺癌（central lung cancer）

［肉眼观察］肺门部可见一个灰白色肿块，与主（叶）支气管关系密切，形状不规则或呈分叶状，质地松脆，无包膜，切面灰白色、干燥、粗糙，质脆，可有坏死，与肺组织界限不清。支气管壁被瘤组织侵蚀破坏，部分区域肿瘤组织向腔内突出，使管腔狭窄或者阻塞。肺门淋巴结肿大。

（7）周围型肺癌（peripheral lung cancer）

「肉眼观察］肺叶周边靠近胸膜处可见一个结节或球形肿块，与支气管的关系不明 ⋯⋯灰白色，边界较清楚，无包膜，中心可见坏死出血。

有大量淋巴

细胞的

病理性核分裂象。高分化者，癌巢中可见角化珠和细胞间桥。癌巢周围间质纤维化伴炎细胞浸润（彩图 9-6-6）。

### 3. 肺高分化腺癌（well-differentiated adenocarcinoma of lung）

［镜下观察］癌细胞沿肺泡壁、肺泡管，有时也沿细支气管壁呈鳞屑样生长，肺泡轮廓保留。癌细胞沿肺泡壁呈多层生长，形成腺样结构，有乳头形成。癌细胞沿基膜排列，大小不一，细胞异型性明显。

### 4. 肺大细胞癌（large cell lung cancer）

［镜下观察］癌细胞多常呈实性团块或片状，或弥漫分布。癌细胞体积大，胞质丰富，呈嗜酸性，通常均质淡染，也可呈颗粒状或胞质透明。核呈圆形、卵圆形或不规则形，染色深，异型性明显，病理性核分裂象多见。

### 5. 肺燕麦细胞癌（oat cell carcinoma of lung）

［镜下观察］癌细胞体积较小，梭形或燕麦形，核深染，胞质少，似裸核。癌细胞常弥漫分布或呈片状、条索状排列，有时围绕小血管排列成假菊形团样结构。

## 【实验报告】

显微镜下绘图：大叶性肺炎红肝期或灰肝期任选一期（高倍镜观察）。

要求标示：图名、染色、放大倍数、肺泡壁、肺泡腔、纤维素、红细胞/中性粒细胞。

## 【思考题】

1. 大叶性肺炎各期的病变特点是什么？
2. 大叶性肺炎患者咳铁锈色痰、胸痛、发绀的机制是什么？
3. 小叶性肺炎的病变特点有哪些？
4. 慢性支气管炎、肺气肿的病理变化是什么？
5. 慢性支气管炎、肺气肿与肺源性心脏病之间有什么关联？

## 【病例讨论】

患者，男，25 岁。因寒战，高热，咳嗽，咳铁锈色痰，呼吸困难急诊入院。听诊左肺下叶有大量湿性啰音。血常规：WBC $17 \times 10^9$ / L。X 线左肺下叶有大片致密阴影。诊断为大叶性肺炎。经治疗自感无症状出院。3 个月后体检，X 线检查左肺下叶有约 3cm×2cm 大小不规则阴影，周围边界不清，怀疑为"支气管肺癌"。病理检查，肺部肿块肉眼为红褐色，镜下为肉芽组织。

分析题：

1. 根据临床表现，患者处于大叶性肺炎哪个时期？此期病变特点是什么？
2. 怀疑左肺下叶"支气管肺癌"在病理检查后确诊为什么病变？是如何形成的？

# 实验七　消化系统疾病

## 【实验目的】

1. 掌握消化性溃疡、病毒性肝炎、酒精性肝硬化/门脉性肝硬化的病理变化及其临床病理联系。

2. 熟悉原发性肝癌、胃癌的形态特点及其组织学类型。

## 【实验内容】

### （一）学生观察部分

**1. 组织切片**

（1）胃溃疡（gastric ulcer）（彩图 9-7-1）

［低倍镜观察］切片中央有一斜置漏斗形缺损即为溃疡，两侧为正常胃组织。溃疡底部从上至下由四层结构组成：炎性渗出层、坏死层、肉芽组织层、瘢痕层。

［高倍镜观察］渗出层，有浅红色的纤维素和白细胞等渗出物；坏死层为深红色、颗粒状无结构的坏死物质；肉芽组织层由大量新生的毛细血管和成纤维细胞构成；瘢痕层为大量致密的纤维结缔组织，可发生玻璃样变性。

（2）酒精性肝硬化/门脉性肝硬化（portal cirrhosis）（彩图 9-7-2）

［低倍镜观察］正常肝小叶结构被破坏，由广泛增生的纤维组织将肝小叶分割包绕成大小不等、圆形或椭圆形的肝细胞团，即假小叶。假小叶内中央静脉常缺如或偏位或两个以上；部分假小叶内可见门管区结构。门管区及纤维间隔内可有小胆管增生，炎细胞浸润。

［高倍镜观察］假小叶内的肝细胞排列紊乱，可见变性、坏死及再生的肝细胞。部分假小叶可由结节状增生的肝细胞团组成，其特点是肝细胞排列紊乱，再生的肝细胞体积大，胞质丰富，略呈嗜碱性，核大深染，可有双核。

（3）亚急性重型肝炎（subacute severe hepatitis）

［低倍镜观察］新旧不等的大片状肝细胞坏死、消失，肝小叶结构丧失。再生的肝细胞呈大小不一的结节状。有结缔组织和小胆管增生。肝小叶内外见明显的炎细胞浸润。

［高倍镜观察］再生的肝细胞，嗜碱性增强，核大且染色较深，可出现双核。小叶内外见明显的淋巴细胞、单核细胞浸润。小叶周边部有小胆管增生，并有胆汁淤积，形成胆栓。

**2. 大体标本**

（1）消化性溃疡（peptic ulcer）

［肉眼观察］在胃小弯近幽门部或十二指肠球部黏膜面可见溃疡，溃疡圆形或椭圆形，

大小不一，直径多在 2.0cm 以内，边缘整齐，底部平坦，深达肌层。周围黏膜皱襞向溃疡部集中，呈星芒状。溃疡多为单个。若胃和十二指肠同时有溃疡则称为复合性溃疡。

（2）门脉性肝硬化（portal cirrhosis）

［肉眼观察］肝脏体积变小，表面和切面见弥漫性分布的圆形或类圆形结节，直径多在 0.1～0.5cm，一般 < 1.0cm，大小较一致。结节呈黄褐色（脂肪变）或黄绿色（淤胆）。肝脏重量减轻，质地变硬。

（3）亚急性重型肝炎（subacute severe hepatitis）

［肉眼观察］肝脏体积缩小，表面包膜皱缩不平，质地软硬不一，呈黄绿色（亚急性黄色肝萎缩）。切面可见土黄色的坏死区及小岛屿状再生结节，结节质地略硬，呈黄绿色（胆汁淤积）。

（4）原发性肝癌（primary carcinoma of liver）

［肉眼观察］

①巨块型：肿瘤体积巨大，直径多 >10cm；瘤组织质软、脆，切面中心部常有出血坏死；瘤体周围常有多个散在的小的卫星状癌结节。

②多结节型：癌结节多个散在，圆形或椭圆形，大小不等，有的可融合成较大的癌结节；被膜下的癌结节向表面隆起，切面呈褐绿色，有时可见出血。

③弥漫型：癌组织弥散于肝内，无明显结节形成，常伴有肝硬化。

## （二）教师示教部分

### 1. 急性（普通型）肝炎（acute hepatitis）

［镜下观察］肝细胞广泛的肿胀变性（水变性）为主，有些肝细胞肿大呈球形，胞质疏松、透明即为气球样变；有的可见单个或数个肝细胞皱缩，胞质浓染，嗜酸性增强，核固缩，称为嗜酸性变；有些部位肝细胞出现点状坏死，在坏死处及门管区有少量炎细胞浸润。

### 2. 急性重型肝炎（acute severe hepatitis）

［镜下观察］肝细胞严重而广泛坏死（大块坏死），肝索解离，仅小叶周边部残留少许变性的肝细胞；肝血窦扩张、充血，甚至出血，Kupffer 细胞增生肥大，并吞噬细胞碎屑和色素；小叶内及门管区有淋巴细胞、巨噬细胞浸润。残留的肝细胞再生不明显。

### 3. 脾肿大（enlarged spleen）

［肉眼观察］门脉高压症引起的脾肿大：脾脏体积明显增大，质地硬，包膜增厚，切面暗红色，因脾淤血和纤维组织增生所致；常伴有脾功能亢进。

### 4. 胃腺癌（gastric cancer）

［肉眼观察］

①息肉型或蕈伞型：癌组织向黏膜表面呈息肉状或蕈状突入胃腔内。癌组织呈灰白色，质脆。

②溃疡型：胃黏膜面有一大溃疡（直径常 > 2.0cm）；溃疡外形不规则或呈皿状、

火山口状；边缘隆起，底部凹凸不平，有出血及坏死。

　　③浸润型：癌组织向胃壁内局限或弥漫浸润性生长，与周围正常组织无明显分界；胃壁增厚、变硬；当弥漫浸润时，胃腔变小，黏膜皱襞大部分消失，胃壁增厚、变硬，胃的形状似皮革制成的囊袋，称革囊胃。

　　［镜下观察］胃组织的一侧见较整齐、染色稍蓝的正常胃黏膜层；黏膜腺体均为单直管腺，向表面垂直，彼此互相平行排列；腺腔大小、形状基本一致；腺上皮细胞基本呈单层排列，细胞大小、形状、染色较一致。胃癌组织观察：癌组织由大小不等、形状不规则、染色较深的腺腔（癌巢）组成，相邻腺体有共壁、背靠背现象；癌组织大部分浸润至黏膜下层及肌层；癌细胞层次增多，排列紊乱，极性消失；癌细胞分化尚好，但其大小、形态及染色深浅不一，可见核分裂；此切片为胃管状腺癌（即高分化腺癌）（彩图 9-7-3）。

## 【实验报告】

显微镜下绘图：门脉性肝硬化（高倍镜观察）。
要求标示：图名、染色、放大倍数、假小叶、纤维间隔、中央静脉、门管区。

## 【思考题】

1. 试述溃疡病的病理变化、结局及并发症。
2. 病毒性肝炎的基本病变有哪些？
3. 病毒性肝炎有哪些临床病理类型？各型的病变特点是什么？
4. 门脉性肝硬化的病理变化是什么？
5. 门脉高压症的发病机制是什么？有哪些临床表现？

## 【病例讨论】

患者，张某，男，33 岁，周期性节律性上腹部疼痛 6 年，突然剧烈疼痛伴呕吐 1 小时入院。6 年前开始每年天气转冷季节发生上腹部隐痛，天气转暖后缓解，疼痛多发生在上午 11 时左右，下午 4 ～ 5 时进食后缓解，常有夜间疼痛。有时有反酸、胃烧灼热感。入院当日中餐后突然上腹部剧烈疼痛，伴恶心呕吐，吐出胃内容物，急诊入院。入院体检：体温 37.2℃，脉搏 100 次 / 分，呼吸 22 次 / 分，血压 124/80mmHg。急性病容，板状腹，上腹部压痛明显，有反跳痛。腹部 X 线透视膈下有游离气体，经外科急诊手术治愈出院。

分析题：
1. 做出疾病诊断并说明根据。
2. 若在病变处做一组织切片，镜下可见哪些病理变化？

## 实验八 泌尿系统疾病

### 【实验目的】

1.掌握急性弥漫性增生性肾小球肾炎、慢性硬化性肾小球肾炎的病变特点及其临床病理联系。

2.掌握急慢性肾盂肾炎的病变特点及其临床病理联系。

3.熟悉其他各型肾小球肾炎的病变特点及其临床病理联系。

### 【实验内容】

#### (一)学生观察部分

**1.组织切片**

（1）急性弥漫性增生性肾小球肾炎（acute diffuse proliferative glomerulonephritis）（彩图 9-8-1）

[低倍镜观察]肾小球体积增大，细胞数目增多，肾球囊变窄；肾小管排列紧密；肾间质没有明显增宽。

[高倍镜观察]绝大多数肾小球出现病变，表现为体积增大，细胞数目增多（主要为系膜细胞和内皮细胞的增生，但这两种细胞在光镜下不易区别），肾小球内可见中性粒细胞和单核细胞浸润。毛细血管腔狭窄甚至闭塞，肾球囊变窄。病变严重处血管壁发生纤维素样坏死，局部出血，可伴血栓形成。少数可伴有壁层上皮细胞增生。近曲小管上皮细胞可有水变性、脂肪变性或玻璃样变，管腔内可见蛋白管型、红细胞或白细胞管型等；肾间质轻度充血水肿并可见少量中性粒细胞、巨噬细胞等浸润。

（2）慢性硬化性肾小球肾炎（chronic sclerosing glomerulonephritis）（彩图 9-8-2）

[低倍镜观察]病变呈弥漫性，皮质区肾小球数量明显变少、大小不一，髓质区肾小管数量变少变形，间质可见慢性炎细胞浸润，部分病例可见明显纤维组织增生。

[高倍镜观察]大量肾小球不同程度纤维化或玻璃样变，入球小动脉玻璃样变，相应的肾小管发生萎缩甚至消失；病变轻的肾小球呈代偿性肥大，相应肾小管不同程度扩张，其中可见较多红染、均质的蛋白管型。肾间质大量炎细胞浸润，主要为淋巴细胞、巨噬细胞等慢性炎细胞。部分病例肾间质中可见大量红染、条索状的纤维组织增生。间质中小血管壁发生不同程度的硬化，表现为管壁增厚、玻璃样变或纤维化、管腔狭窄。

（3）慢性肾盂肾炎（chronic pyelonephritis）（彩图 9-8-3）

[低倍镜观察]病变呈弥漫性，肾间质慢性非特异性炎症，间质明显纤维化，肾小管坏死、萎缩。

[高倍镜观察]肾盂黏膜增厚，细胞层次增多，黏膜下水肿及慢性炎细胞浸润；肾间质呈慢性非特异性炎症，间质明显纤维化，有较多浆细胞、淋巴细胞浸润，有时有

淋巴滤泡形成；肾小管坏死、萎缩，少数肾小管扩张，管腔内可见均质红染的蛋白质管型。晚期病变波及肾小球，表现为球囊周围纤维化，最终包绕肾小球使其纤维化或玻璃样变。可见小血管玻璃样变或纤维化。注意与慢性硬化性肾小球肾炎区别。慢性肾盂肾炎急性发作时出现大量中性粒细胞浸润，有时可有小脓肿形成。

**2. 大体标本**

（1）急性弥漫性增生性肾小球肾炎

［肉眼观察］表面：肾脏体积轻中度增大，包膜紧张，表面光滑，充血，灰白或淡红色（新鲜时呈红色）；切面：皮质增厚肿胀，皮髓分界清楚，表面或切面有时可见粟粒大小出血点。

（2）慢性肾小球肾炎

［肉眼观察］双肾体积对称性缩小，重量减轻，质地变硬，颜色变深，表面有弥漫性细颗粒状突起；切面见肾皮质明显变薄，纹理模糊不清，皮髓质分界不清；小动脉管壁增厚、变硬；肾盂周围脂肪组织增多。

（3）慢性肾盂肾炎

［肉眼观察］双肾体积不对称性缩小，质地变硬，表面凹凸不平，有粗大而不规则的凹陷性疤痕；切面见肾盂、肾盏高度变形，皮髓质分界不清，肾乳头萎缩，肾盂黏膜增厚、粗糙；肾盂周围脂肪组织增多。

（4）肾细胞癌（renal cell carcinoma）

［肉眼观察］多见于肾脏上、下两极，常为单个圆形肿物，直径 3~15cm。切面淡黄色或灰白色，伴灶状出血、坏死、软化或钙化等改变，表现为红、黄、灰白相间的多彩特征。肿块界限清楚，可有假包膜形成。肿瘤较大时常伴有出血和囊性变。

（5）膜性肾小球病（membranous glomerulopathy）

［肉眼观察］双肾肿大，颜色苍白，称为"大白肾"。

## （二）教师示教部分

**1. 新月体性肾小球肾炎（crescentic glomerulonephritis）**

［镜下观察］病变弥漫分布，半数以上的肾小球球囊一侧有月牙形、环绕囊壁的新月体形成，新月体的主要构成细胞是增生的壁层上皮细胞和渗出的单核细胞。肾球囊腔变窄或闭塞，可压迫毛细血管丛使其塌陷或萎缩，有时可见玻璃样变或纤维化的肾小球。

**2. 膜性肾小球病（membranous glomerulopathy）**

［镜下观察］病变弥漫分布，主要表现为肾小球毛细血管基底膜均匀一致增厚，不伴有细胞增生或炎性渗出变化。电镜下显示上皮细胞下电子致密物沉积，导致基底膜增厚。

**3. 系膜增生性肾小球肾炎（mesangial proliferative glomerulonephritis）**

［镜下观察］弥漫性的肾小球系膜区增宽，由系膜细胞和系膜基质增生引起；系膜内可见少量单核细胞和中性粒细胞浸润。

**4. IgA 肾病（IgA nephropathy）**

［镜下观察］主要是系膜区的增生性病变，系膜细胞增生和系膜基质增多引起系膜

区增宽。免疫荧光检查显示系膜区有 IgA 沉积。也可表现为局灶性节段性增生或硬化。

**5. 局灶性节段性肾小球硬化（focal segmental glomerulonephritis）**

［镜下观察］病变呈局灶性分布，早期仅累及皮髓质交界处的肾小球，以后波及皮质全层。病变肾小球部分毛细血管袢内系膜基质增多，基膜塌陷，严重者管腔闭塞。电镜观察显示弥漫性脏层上皮细胞足突消失，部分上皮细胞从肾小球基膜剥脱。

**6. 膜增生性肾小球肾炎（membranoproliferative glomerulonephritis）**

［镜下观察］肾小球体积增大，系膜细胞和内皮细胞数量增多，可有白细胞浸润。部分病例有新月体形成。肾小球毛细血管基底膜弥漫性增厚，血管球小叶分隔增宽，呈分叶状。

## 【实验报告】

显微镜下绘图：慢性硬化性肾小球肾炎（高倍镜观察）。
要求标示：图名、染色、放大倍数及硬化的肾小球、萎缩的肾小管、浸润的炎细胞。

## 【思考题】

1. 如何用急性弥漫增生性肾小球肾炎的病变解释其临床表现？
2. 为什么慢性肾小球肾炎患者的肾脏表面有弥漫性细颗粒状突起？推测该患者会有哪些临床表现？
3. 慢性肾盂肾炎与慢性肾小球肾炎的病变方面有何异同？
4. 肾小球肾炎不同的病理类型所表现的临床类型分别是什么？

## 【病例讨论】

病史摘要：

患者，女，34岁，反复恶心、头晕、食欲差并日益加重5个月而住院。入院时查体：营养差，贫血貌（面色和睑结膜苍白），脉搏较快（86次/分），血压210/120mmHg；血红蛋白70g/L，红细胞 $3.2×10^9$/L，白细胞 $6.8×10^9$/L；尿素氮（BUN）20mmol/L（正常值：2.5～6.4mmol/L），尿比重低并固定于1.010；B超检查：双侧肾脏明显缩小，表面不光滑。患者于8年前因颜面水肿、蛋白尿住院，当时下肢重度水肿，血压120/80mmHg，尿蛋白；尿液镜检：红细胞0～1个/高倍视野，血清胆固醇10mmol/L（正常值：2.83～6mmol/L），血清白蛋白20g/L（正常值：35～55g/L），血清补体含量低于正常。经治疗后，患者症状缓解出院。

本次住院后，虽经治疗但病情无好转，血BUN逐渐升高，并出现全身水肿、胸水和腹水，胸腹水均为漏出液，闻及心包摩擦音，血压持续升高，尿量显著减少，患者于住院后3个月时因抢救无效死亡。

根据已学过的病理学知识，讨论：

1. 本例患者8年前首次住院时和后来再次住院时可能各患何种肾脏疾病？它们这间是否有可能存在因果联系？

2. 比较本例患者 8 年前患病时和后来死亡时的肾脏病变（肉眼和光镜）有何异同，8 年前肾脏病变的免疫荧光和电镜观察所见有何异同。

3. 分析本例患者的死因。

# 实验九　生殖系统和乳腺疾病

## 【目的要求】

1. 掌握子宫颈癌、乳腺癌的常见组织学类型及形态特点。

2. 熟悉慢性子宫颈炎的形态特点及类型。

3. 了解卵巢常见肿瘤、滋养层细胞肿瘤、睾丸生殖细胞源性肿瘤及阴茎癌、前列腺增生症、前列腺癌形态特征。

## 【实验内容】

### （一）学生观察部分

**1. 组织切片**

（1）子宫颈原位癌（cervical carcinoma in situ）（彩图 9-9-1）

［低倍镜观察］子宫颈上皮全层不典型增生与癌变；基底膜完整，间质无浸润。可见原位癌累及腺体。

［高倍镜观察］增生上皮异型性明显，核浆比增大，核大小不等，核分裂增多。细胞排列紊乱，极性消失。

［诊断要点］①子宫颈上皮全层癌变。②基底膜完整。

（2）子宫颈鳞状细胞癌（cervical squamous cell carcinoma）（彩图 9-9-2）

［低倍镜观察］癌细胞突破基底膜向深部浸润性生长，成巢状或条索。

［高倍镜观察］癌细胞异型性明显，核浆比增大，核分裂易见；间质内较多炎细胞浸润。

［诊断要点］①癌细胞多边形，核大。②癌细胞聚集成巢，分化好的鳞癌癌巢内可见细胞间桥和角化珠。

（3）葡萄胎（hydatidiform mole）（彩图 9-9-3）

［低倍镜观察］绒毛因间质高度疏松水肿黏液变性而增大。

［高倍镜观察］绒毛间质内血管消失，或见少量无功能的毛细血管；滋养层细胞有不同程度增生，增生的细胞包括合体细胞滋养层细胞和细胞滋养层细胞，两者以不同比例混合存在，并有轻度异型性。

［诊断要点］①滋养层细胞明显增生。②绒毛高度水肿。

（4）绒毛膜癌（choriocarcinoma）（彩图 9-9-4）

［低倍镜观察］子宫肌层可见大小不等的癌巢。

［高倍镜观察］癌巢内可见似合体细胞滋养层细胞和似细胞滋养层细胞的两种瘤细

胞，细胞异型性明显，核分裂象易见。肿瘤内无血管间质；癌组织和周围正常组织可见明显出血坏死。

[诊断要点] ①肌层内见癌巢；②癌细胞似细胞滋养层细胞或似合体细胞滋养层细胞，异型性明显；③癌细胞不形成绒毛和水泡状结构。

## （二）教师示教部分

**1. 慢性子宫颈炎（chronic cervicitis）**

[肉眼观察] 宫颈炎区糜烂状，急性炎时鲜红色，颗粒状，触之易出血，增生型者可形成宫颈息肉；肥大型者质硬，表面光滑，乳白色。

**2. 子宫颈癌（cervical carcinoma）**

[肉眼观察]

外生型：肿块结节状、乳头状或菜花状，突起子宫颈表面，灰白色，质脆。

内生型：癌组织向宫颈管浸润，宫颈体积增大，部分增厚；宫颈外口和子宫体未见肿瘤浸润。

**3. 子宫平滑肌瘤（leiomyoma of uterus）**

[肉眼观察] 在子宫肌层、黏膜下或浆膜下，可见圆形或卵圆形结节；肿瘤质硬，边界清楚；切面隆起，灰白或淡粉红色，肌纤维束纵横交错，排列紊乱。

**4. 乳腺纤维腺瘤（见实验四 肿瘤）**

**5. 乳腺癌（breast cancer）**

[肉眼观察]

硬癌：表面皮肤呈橘皮样，乳头凹陷与皮肤粘连并浸润周围组织。

髓样癌：肿块较大，球形，分界清楚，质软常伴出血、坏死或液化。

**6. 阴茎癌（penial cancer）**

[肉眼观察]

乳头型：早期疣状，后为蕈状，质硬，可穿破包皮，常发生溃疡和感染，有大量分泌物。

浸润型：早期为红色平滑斑块，以后中部溃烂，边缘隆起，广泛浸润深部组织。

**7. 前列腺癌（prostatic cancer）**

[肉眼观察] 癌组织灰白色，质硬，与周围前列腺组织界限不清。

**8. 畸胎瘤（teratoma）**

[肉眼观察] 成熟性畸胎瘤呈囊性，充满皮脂样物，囊壁上可见头节，表面附有毛发，可见牙齿。未成熟性畸胎瘤呈实性分叶状，可含有许多小的囊腔。实体区域可查见未成熟的骨或软骨组织。

## 【实验报告】

显微镜下绘图：葡萄胎（高倍镜观察）。

要求标示：图名、染色、放大倍数及细胞滋养层细胞、合体细胞滋养层细胞、间质。

## 【思考题】

1. 子宫颈癌有哪些病理类型？如何蔓延和转移？会引起哪些后果？
2. 试从病理学角度比较葡萄胎、侵袭性葡萄胎及绒毛膜癌的异同点。
3. 乳腺癌有哪些大体改变？常见的组织学类型有哪些？如何扩散和转移？

# 实验十　内分泌系统疾病

## 【实验目的】

1. 掌握弥漫性非毒性甲状腺肿的分期及各期主要的病变特点，及其临床病理联系。
2. 熟悉弥漫性毒性甲状腺肿的病变特点及临床病理联系。
3. 了解甲状腺瘤和甲状腺癌的形态特点，及其组织学分类。

## 【实验内容】

### （一）学生观察部分

**1. 组织切片**

弥漫性非毒性甲状腺肿（diffuse nontoxic goiter）（单纯性甲状腺肿，simple goiter）（彩图 9-10-1）

［低倍镜观察］可见多个大小不等的滤泡，滤泡腔高度扩张，腔内填充大量均质红染的物质，此为胶质贮积。

［高倍镜观察］大部分滤泡上皮细胞呈扁平状，可有小滤泡的部分上皮增生，乳头形成，间质无明显异常。

**2. 大体标本**

弥漫性非毒性甲状腺肿（单纯性甲状腺肿）

［肉眼观察］甲状腺弥漫性对称性增大，表面光滑，切面呈淡褐色或棕褐色，半透明胶冻状。

### （二）教师示教部分

**1. 弥漫性毒性甲状腺肿（diffuse toxic goiter）（彩图 9-10-2）**

［肉眼观察］甲状腺弥漫肿大，表面光滑，质实而软；切面呈分叶状，结构致密似牛肉，灰红色，胶质少。

［镜下观察］光镜下滤泡大小、形态不一，上皮呈高柱状，部分呈乳头状增生，滤泡腔内胶质稀薄，近上皮处可见许多吸收空泡，间质血管丰富，明显扩张充血；淋巴组织增生，甚至形成淋巴滤泡。电镜下可见滤泡上皮细胞质内质网丰富、扩张，高尔基体肥大，核糖体增多，分泌活跃。免疫荧光检查显示滤泡基底膜上有 IgG 沉着。

**2. 甲状腺瘤（thyroid adenoma）（彩图 9-10-3）**

［肉眼观察］甲状腺切面可见一圆形肿块，边界清楚，有完整包膜；肿块呈灰白色，实性，质地均匀，可并发出血、囊性变、钙化或纤维化。

［镜下观察］瘤组织与正常甲状腺间有包膜分隔，周围正常甲状腺组织有压迫现象，瘤组织由一致的圆形小滤泡构成，上皮细胞呈立方形，无明显异型性，无或仅有少量淡红色胶质，肿瘤间质水肿、黏液变性。

**3. 甲状腺癌（thyroid carcinoma）（彩图 9-10-4）**

［肉眼观察］甲状腺组织内见灰白色肿块；肿块分界不清，无包膜，质较硬，可继发出血、坏死、钙化等。

［镜下观察］癌组织与正常组织间有部分纤维间隔，癌组织有多级分支的乳头状结构，乳头上皮为单层或多层低柱状或立方形细胞，细胞核呈透明或毛玻璃状，无核仁，乳头中心为纤维血管间质，间质中常见同心圆状的钙化小体（砂粒体）。癌组织侵犯血管及包膜。

## 【思考题】

1. 简述弥漫性非毒性甲状腺肿的病因及各期病变特点。
2. 如何鉴别结节性甲状腺肿和甲状腺瘤？

# 实验十一　神经系统疾病

## 【实验目的】

1. 掌握流行性脑脊髓膜炎与流行性乙型脑炎的病变特点，认识其临床病理联系。
2. 了解常见神经系统肿瘤的病变特点。

## 【实验内容】

### （一）学生观察部分

**1. 组织切片**

（1）流行性脑脊髓膜炎（epidemic cerebrospinal meningitis）（彩图 9-11-1）

［低倍镜观察］脑实质表面的软脑膜血管扩张充血，蛛网膜下腔显著增宽。

［高倍镜观察］蛛网膜下腔内可见大量中性粒细胞（其中有许多退变成脓细胞）、浆液及纤维素渗出和少量单核细胞、淋巴细胞浸润，亦见血管扩张及充血。

（2）流行性乙型脑炎（epidemic encephalitis B）

［低倍镜观察］脑实质内可见多处筛网状软化灶。

［高倍镜观察］①脑实质血管变化和炎症反应：血管高度扩张、充血，血管周围间隙加宽，脑组织水肿，淋巴细胞、单核细胞围绕血管周围形成袖套状浸润（彩图 9-11-

2）。②神经元变性、坏死：神经元变性、肿胀，尼氏小体消失，胞质内空泡形成，核偏位。增生的胶质细胞包围变性坏死的神经细胞，称卫星现象。小胶质细胞或中性粒细胞进入神经细胞内，称噬神经现象（彩图 9-11-3）。③软化灶形成：灶性神经组织的液化性坏死，形成质地疏松、染色较淡的镂空筛网状软化灶，呈圆形，界清，散在分布（彩图 9-11-4）。④小胶质细胞增生：小胶质细胞增生明显，形成小胶质细胞结节，多位于小血管旁或坏死的神经元附近。

**2. 大体标本**

（1）流行性脑脊髓膜炎

［肉眼观察］脑膜血管高度扩张充血，脑表面覆有一层灰黄色的脓性渗出物。

（2）流行性乙型脑炎

［肉眼观察］脑膜血管充血，脑水肿明显以致脑回变宽、脑沟变窄变浅，切面大脑皮质可见散在或成群、界清、粟粒大小的半透明脑软化灶。

## 【思考题】

试比较流行性脑脊髓膜炎及流行性乙型脑炎的病因、病变部位、主要病理变化及可能出现的后遗症。

# 实验十二　感染性疾病

## 【目的与要求】

1. 掌握结核病的基本病变及转化规律；原发性肺结核病变特点及其发展；继发性肺结核类型及病变特点。
2. 熟悉肺外器官结核（肠、腹膜、肾、骨等）和伤寒、细菌性痢疾的病变特点。
3. 了解血吸虫的病理变化。

## 【实验内容】

### （一）学生观察部分

**1. 组织切片**

（1）淋巴结结核（tuberculosis of lymph nodes）

［低倍镜观察］淋巴组织中有散在结节状病灶，即结核结节，较大者为多个结核结节相互融合而成。典型的结核结节中央有干酪样坏死、一个或多个朗汉斯巨细胞，周围为环形或放射状排列的类上皮细胞，外层为增生的成纤维细胞及淋巴细胞围绕。无结核病变区可见正常淋巴小结及窦、索结构。

［高倍镜观察］朗汉斯巨细胞体积大，形态不规则，胞质丰富、淡红染，胞核数目多且多排列在细胞的边缘呈花环状、马蹄形（半圆形）或密集在胞体的一端，少数细胞

的胞核排列不规则。类上皮细胞特点是胞质丰富、淡红染，细胞界限不清，有分支与邻近细胞相连，胞核似"冬瓜""黄瓜""鞋底"样，染色质细。部分结核结节中央片状或灶性红染、颗粒状、无结构物质，此为干酪样坏死。

（2）肾结核病（renal tuberculosis）

［低倍镜观察］肾组织正常结构遭到破坏，病变特点同淋巴结结核。

［高倍镜观察］肾组织内可见多个结核结节，病变特点同淋巴结结核。

（3）肺结核（pulmonary tuberculosis）（彩图 9-12-1）

［低倍镜观察］肺组织正常结构遭到破坏，病变特点同淋巴结结核。

［高倍镜观察］肺组织内可见多个结核结节，病变特点同淋巴结结核。

（4）管道型肝硬化（pipe stem cirrhosis）（彩图 9-12-2）

［低倍镜观察］可见肝组织内有卵圆形或不规则形的血吸虫虫卵结节，主要位于汇管区，有少数散在于肝小叶内。

［高倍镜观察］汇管区及沿门静脉分支处纤维结缔组织高度增生，其中可见急性虫卵结节和慢性虫卵结节。大多数虫卵结节的特点是：①虫卵为一个或数个，呈淡红色，有的可见圆形、深红色的头腺，卵壳皱缩或破裂，有的卵壳外有红染的放射状焰样物质。②虫卵周围有少许嗜酸粒细胞、类上皮细胞、淋巴细胞及纤维组织增生。③少数虫卵结节中可见多核异物巨细胞。④部分虫卵结节周围有片状变性、坏死的肝细胞。⑤个别结节为急性虫卵结节。⑥部分虫卵可有钙化。

**2. 大体标本**

（1）原发性肺结核（primary tuberculosis）

［肉眼观察］病变特点为原发综合征，即肺原发病灶、结核性淋巴管炎和肺门淋巴结结核。原发灶在上叶下或下叶上近胸膜处，直径 1～1.5cm，圆形，灰黄色。结核性淋巴管炎 X 线可见。肺门淋巴结肿大，切面灰黄，严重时多个淋巴结肿大甚至相互融合。

（2）粟粒性肺结核病（miliary tuberculosis）

［肉眼观察］在肺的表面和切面上，可见散在、大小相似、分布均匀、境界清楚、灰白带黄的粟粒状结核病灶。

（3）慢性纤维空洞型肺结核（chronic fibrocavitary pulmonary tuberculosis）

［肉眼观察］可见一个或多个厚壁空洞，形状不规则，洞壁附有较多的黄白色的干酪样坏死物质，外层为较厚的增生的纤维结缔组织。空洞附近肺组织有显著的纤维组织增生，胸膜增厚。空洞肺下叶可见多个大小不等、新旧不一的病灶交织存在。

（4）肺结核球（tuberculoma）

［肉眼观察］肺内可见一个孤立的、有纤维包裹的、境界清楚的球形干酪样坏死病灶，病灶直径 2～5cm，多为单个，一般位于肺上叶（与周围型肺癌鉴别）。病灶往往呈分层结构，形似洋葱皮样。

（5）肠伤寒（intestinal typhoid）

［肉眼观察］

髓样肿胀期：部分回肠组织黏膜下集合淋巴滤泡高度肿胀，呈椭圆形向表面突出，表面高低不平，形似脑回状。

坏死期：肿胀的淋巴滤泡发生坏死，其坏死物质凝结成灰白或黄绿色干燥的痂皮，因坏死的边缘部分仍可呈髓样肿胀状态，故呈堤状隆起。

溃疡形成期：坏死组织黏膜脱落形成溃疡，溃疡呈圆形或椭圆形，边缘较整齐，椭圆形者其长轴与肠长轴平行，愈合后一般不会引起肠道狭窄。

（6）管道型肝硬化（pipe stem cirrhosis）

［肉眼观察］肝脏体积变小，变形，凹凸不平，并有浅沟纹（肝内增生的纤维结缔组织收缩所致），质地变硬。切面可见增生的结缔组织沿门静脉分支呈树枝状分布，故称为干线型或管道型肝硬化。

## （二）教师示教部分

### 1. 肠伤寒（intestinal typhoid）

［镜下观察］回肠黏膜淋巴组织明显增生，局部隆起。切片中可见增生的淋巴滤泡，浅表黏膜已发生坏死。表面黏膜因受压变薄，部分区域已坏死，结构模糊，淋巴小结原有结构已经消失，溃疡底部见到大量增生的巨噬细胞（伤寒细胞），细胞体积较大，呈圆或卵圆形，胞质丰富，核呈圆形或肾形，细胞质内常可见吞噬的淋巴细胞、红细胞及坏死细胞碎片。

### 2. 细菌性痢疾（bscillary dysentery）

［低倍镜观察］结肠肠壁黏膜层、黏膜肌层及部分黏膜下层结构尚可辨认，多数黏膜上皮已坏死，与渗出的纤维素及炎细胞组成假膜，黏膜下充血、水肿，有大量急性炎细胞浸润。

［高倍观察］肠壁黏膜腺体及黏膜肌层尚可辨认，间质明显充血、水肿，有急性炎细胞浸润。

## 【实验报告】

显微镜下绘图：结核结节（高倍镜观察）。

要求标示：图名、染色、放大倍数、干酪样坏死、类上皮细胞、朗汉斯巨细胞、淋巴细胞。

## 【思考题】

1. 构成结核结节的主要成分有哪些？
2. 试述结核病的基本病变及其转变规律。
3. 继发性肺结核与原发性肺结核有何区别？
4. 继发性肺结核的类型及病变特点有哪些？
5. 慢性纤维空洞型肺结核是如何发展而来的？其病变有何特点？镜下表现如何？结局怎样？
6. 肾的结核空洞是怎样形成的？常导致什么后果？

7. 何谓伤寒？简述伤寒的病变特征及其发展过程。

8. 肠伤寒溃疡期常引起什么并发症及后果？

## 【病例分析】

患者，男，38岁，工人。咳嗽，消瘦1年多，加重1个月入院。1年前患者出现咳嗽，多痰，数月后咳嗽加剧，并伴有大咯血数百毫升，咯血后症状日渐加重。反复出现畏寒、低热及胸痛，至3个月前痰量明显增多，精神萎靡，体质明显减弱，并出现腹痛及间歇交替性腹泻和便秘。10年前其父因结核性脑膜炎死亡，患病期间同其父密切接触。

体格检查：体温38.5℃，呈慢性病容，消瘦苍白，两肺布满湿性啰音，腹软，腹部触之柔韧。胸片可见肺部有大小不等的透亮区及结节状阴影，痰液检出抗酸杆菌。入院后经积极抗结核治疗无效而死亡。

尸检摘要：全身苍白，消瘦，肺与胸壁广泛粘连，胸腔、腹腔内均可见大量积液，喉头黏膜及声带粗糙。两肺胸膜增厚，右上肺一厚壁空洞，直径3.5cm，两肺各叶均见散在大小不一、灰黄色干酪样坏死灶。镜下见结核结节及干酪样坏死区，并以细支气管为中心的化脓性炎。回肠下段见多处带状溃疡，镜下有结核病变。

分析题：

1. 根据临床及尸检结果，请为该患者做出诊断并给出诊断依据。

2. 用病理学知识，解释患者主要的临床表现。

3. 试述各病变之间的联系。

# 附：彩图 ▷▷▷▷

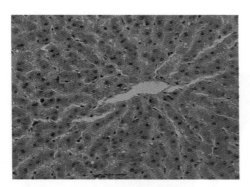

彩图 5-1-1 动物肝脏 HE 染色图像

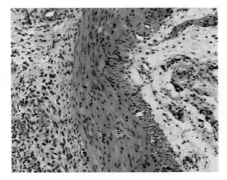

彩图 5-1-2 动物组织 HE 染色图像

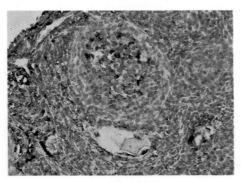

彩图 5-2-1 动物卵巢免疫组化染色图像

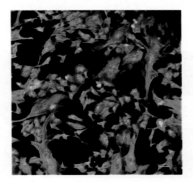

彩图 5-3-1 动物组织免疫荧光染色图像

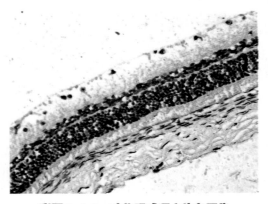

彩图 5-4-1 动物眼球凋亡染色图像

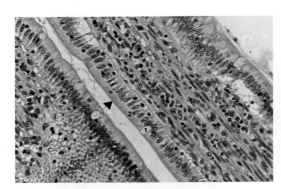

彩图 6-1-1　单层柱状上皮（高倍）

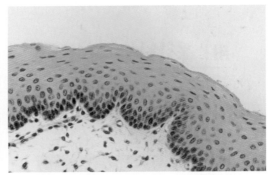

彩图 6-1-2　复层扁平上皮（高倍）

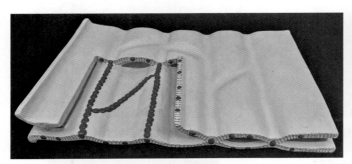

彩图 6-1-3　紧密连接模型

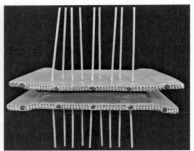

彩图 6-1-4　中间连接模型

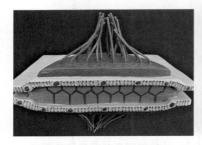

彩图 6-1-5　桥粒模型

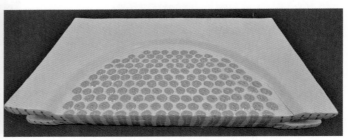

彩图 6-1-6　缝隙连接模型

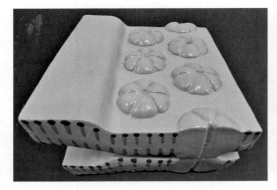

彩图 6-1-7　缝隙连接局部放大模型

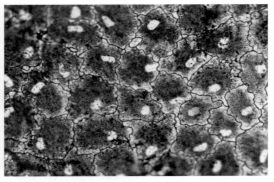

彩图 6-1-8　单层扁平上皮表面观（镀银染色，高倍）

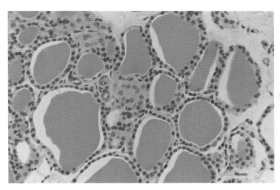
彩图 6-1-9　单层立方上皮（高倍）

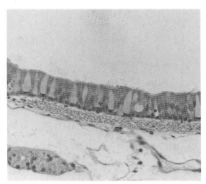
彩图 6-1-10　假复层纤毛柱状上皮（高倍）

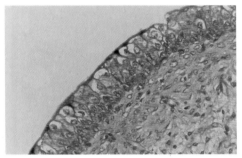
彩图 6-1-11　变移上皮（高倍）

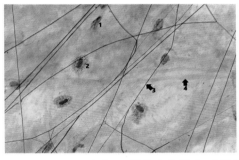
彩图 6-2-1　疏松结缔组织铺片（特殊染色,高倍）

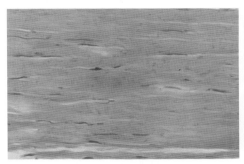
彩图 6-2-2　致密结缔组织（高倍）

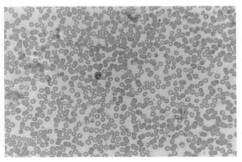
彩图 6-3-1　血涂片 – 中性粒细胞
（瑞特染色，高倍）

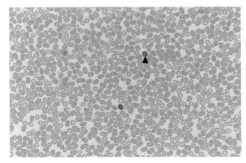
彩图 6-3-2　血涂片 – 淋巴细胞
（瑞特染色，高倍）

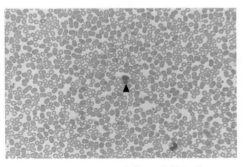
彩图 6-3-3　血涂片 – 单核细胞
（瑞特染色，高倍）

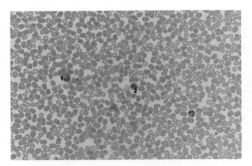

彩图 6-3-4 血涂片（瑞特染色，高倍）

**1.** 嗜酸性粒细胞；**2.** 中性粒细胞

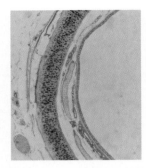

彩图 6-4-1 透明软骨（低倍）

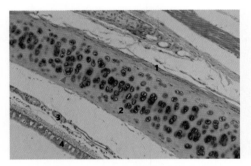

彩图 6-4-2 透明软骨（高倍）

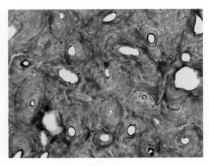

彩图 6-4-3 长骨骨干横切（特殊染色，低倍）

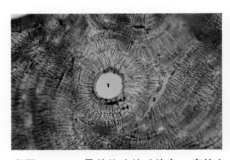

彩图 6-4-4 骨单位（特殊染色，高倍）

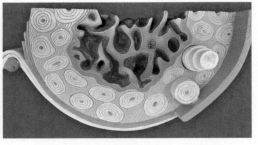

彩图 6-4-5 长骨骨干模型（横断面）

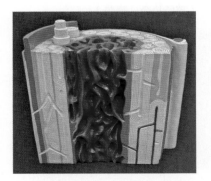

彩图 6-4-6 长骨骨干模型（纵断面）

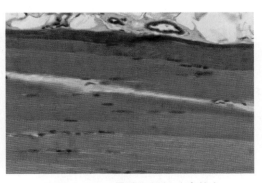

彩图 6-5-1 骨骼肌纵切（高倍）

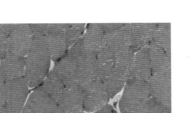

彩图 6-5-2　骨骼肌横切（高倍）

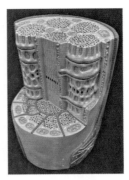

彩图 6-5-3　骨骼肌模型

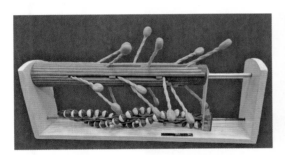

彩图 6-5-4　骨骼肌分子结构模型

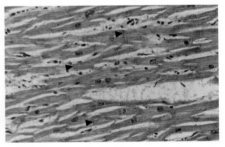

彩图 6-5-5　心肌纵切（苏木精染色，高倍）

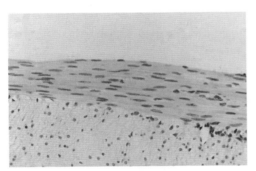

彩图 6-5-6　平滑肌纵切（HE 染色，高倍）

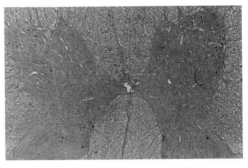

彩图 6-6-1　脊髓横切（低倍）

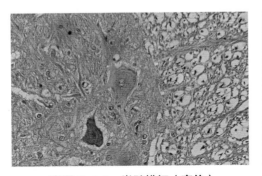

彩图 6-6-2　脊髓横切（高倍）

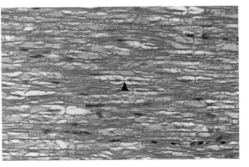

彩图 6-6-3　坐骨神经纵切（高倍）

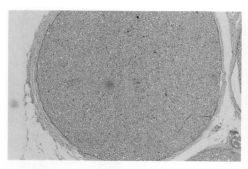

彩图 6-6-4 坐骨神经横切（低倍）

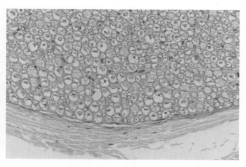

彩图 6-6-5 坐骨神经横切（高倍）

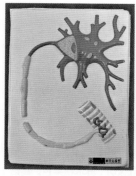

彩图 6-6-6 神经元模型

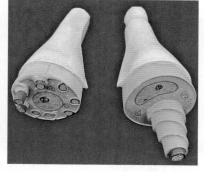

彩图 6-6-7 有髓神经纤维横断面模型

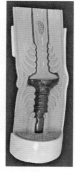

彩图 6-6-8 有髓神经纤维纵断面模型

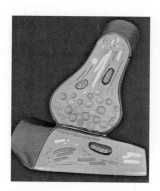

彩图 6-6-9 化学突触模型

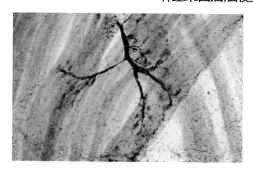

彩图 6-6-10 运动终板（氯化金染色，高倍）

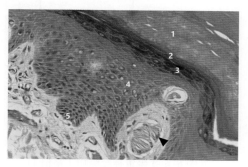

彩图 6-6-11 触觉小体（高倍）

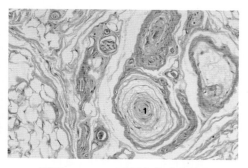

彩图 6-6-12 环层小体（高倍）

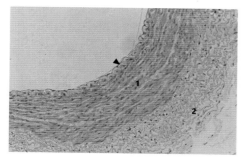

彩图 6-7-1 中动脉（低倍）

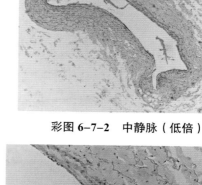

彩图 6-7-2 中静脉（低倍）

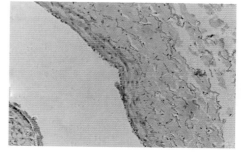

彩图 6-7-3 中动脉（高倍）

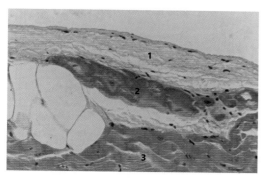

彩图 6-7-4 中静脉（高倍）

彩图 6-7-5 心内膜下层（高倍）

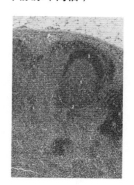

彩图 6-8-1 淋巴结
淋巴小结（低倍）

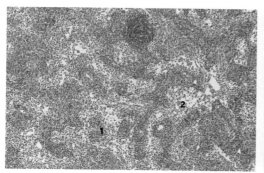

彩图 6-8-2 淋巴结 髓质（低倍）

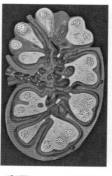

彩图 6-8-3 淋巴
结模型 -1

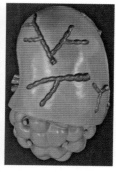

彩图 6-8-4 淋巴结
模型 -2

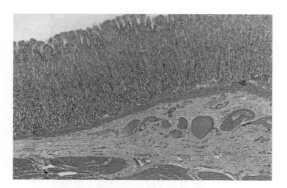

彩图 6-9-1　胃底（低倍）

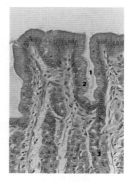

彩图 6-9-2　胃小凹（高倍）

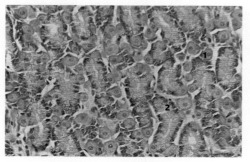

彩图 6-9-3　胃底腺（高倍）

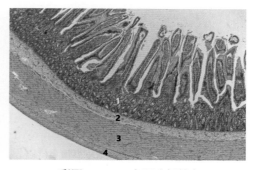

彩图 6-9-4　小肠（低倍）

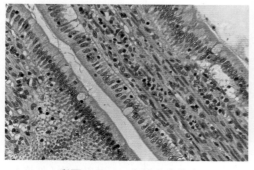

彩图 6-9-5　小肠（高倍）

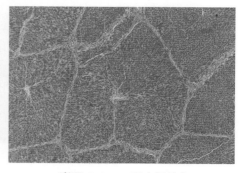

彩图 6-9-6　肝（低倍）

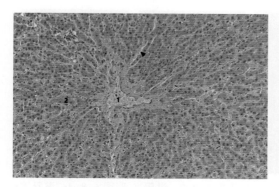

彩图 6-9-7　肝小叶（高倍）

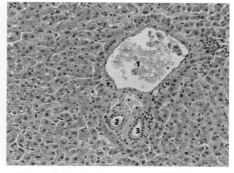

彩图 6-9-8　肝门管区（高倍）

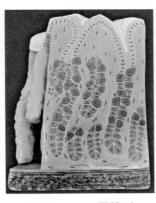

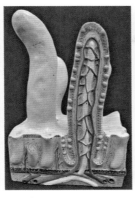

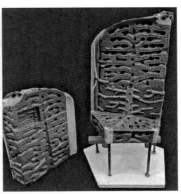

彩图 6-9-9　胃模型　　　彩图 6-9-10　小肠模型　　　彩图 6-9-11　肝模型

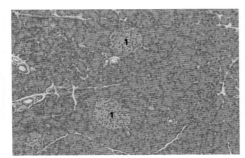

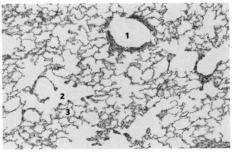

彩图 6-9-12　胰腺（高倍）　　　　　　彩图 6-10-1　肺（低倍）

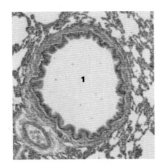

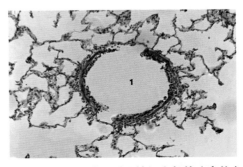

彩图 6-10-2　肺　终末细支气管（高倍）　　　彩图 6-10-3　肺　呼吸性细支气管（高倍）

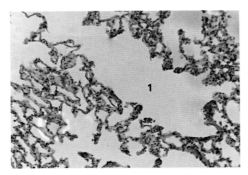

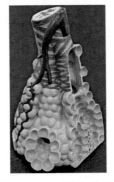

彩图 6-10-4　肺　肺泡管（高倍）　　　　　　彩图 6-10-5　肺小叶模型

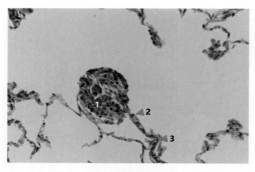

彩图 6-10-6　肺　尘细胞（高倍）

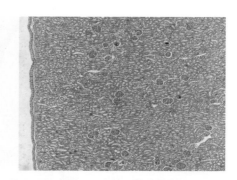

彩图 6-11-1　肾（低倍）

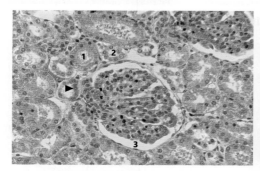

彩图 6-11-2　肾小体（高倍）

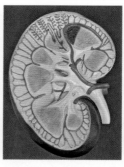

彩图 6-11-3　肾模型

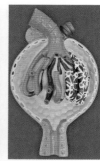

彩图 6-11-4　肾小体模型

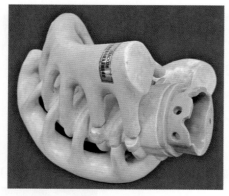

彩图 6-11-5　滤过屏障模型

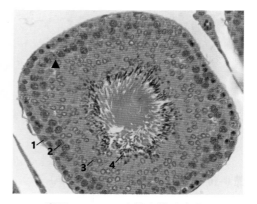

彩图 6-12-1　生精小管（高倍）

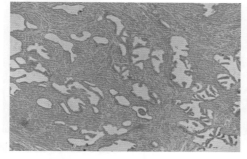

彩图 6-12-2　前列腺（低倍）

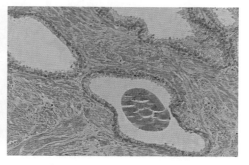

彩图 6-12-3　前列腺（高倍）

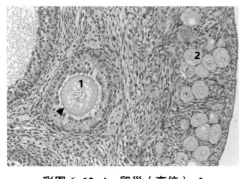

彩图 6-12-4　卵巢（高倍）-1

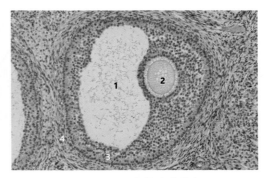

彩图 6-12-5　卵巢（高倍）-2

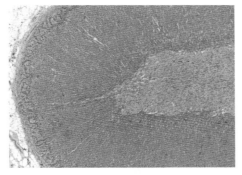

彩图 6-13-1　肾上腺（低倍）

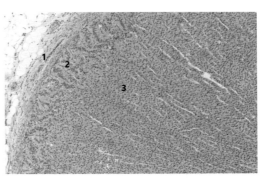

彩图 6-13-2　肾上腺皮质（高倍）-1

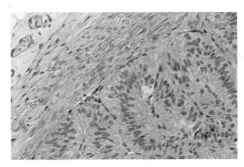

彩图 6-13-3　肾上腺皮质（高倍）-2

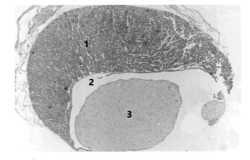

彩图 6-13-4　脑垂体（低倍）

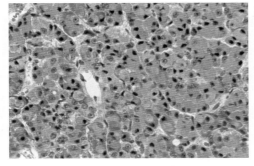

彩图 6-13-5　脑垂体（高倍）-1

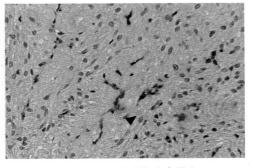

彩图 6-13-6　脑垂体（高倍）-2

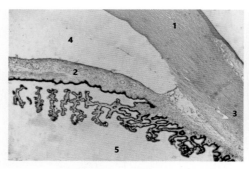

彩图 6-14-1　眼（低倍）

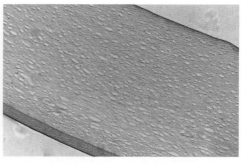

彩图 6-14-2　角膜（高倍）

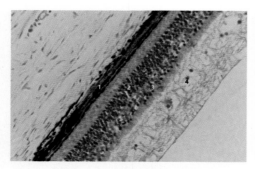

彩图 6-14-3　视网膜（高倍）

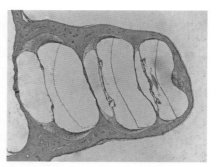

彩图 6-14-4　内耳（低倍）

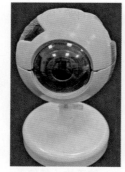

彩图 6-14-5　眼球模型 -1

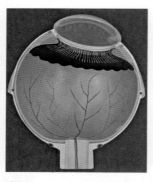

彩图 6-14-6　眼球模型 -2

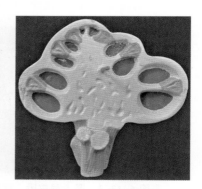

彩图 6-14-7　耳蜗模型 -1

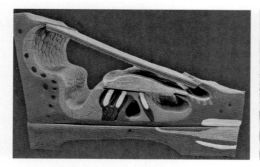

彩图 6-14-8　耳蜗模型 -2

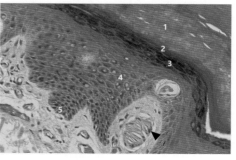

彩图 6-15-1　指皮（高倍）

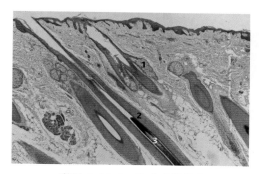

彩图 6-15-2 头皮（低倍）

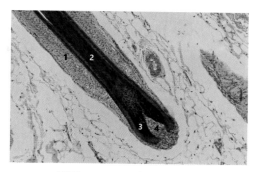

彩图 6-15-3 头皮（高倍）

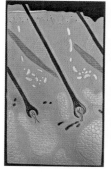

彩图 6-15-4 头皮模型

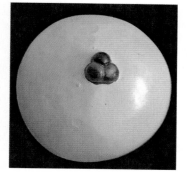

彩图 6-16-1 模型 1

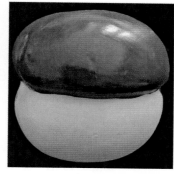

彩图 6-16-2 模型 2

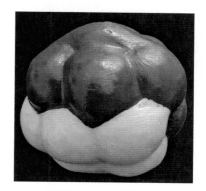

彩图 6-16-3 模型 3

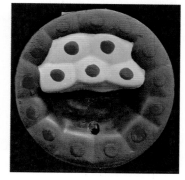

彩图 6-16-4 模型 4

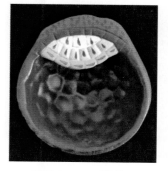

彩图 6-16-5 模型 -5

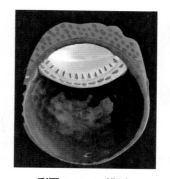

彩图 6-16-6 模型 6

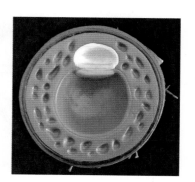

彩图 6-16-7 模型 7

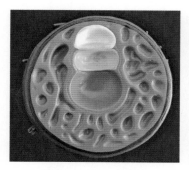

彩图 6-16-8 模型 8

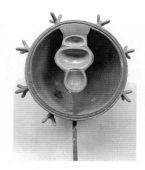

彩图 6-16-9 模型 9

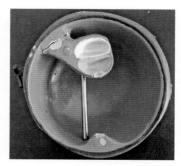

彩图 6-16-10 模型 10

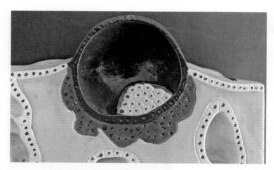

彩图 6-16-11 植入模型 -1

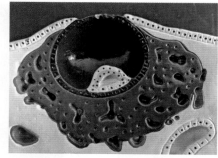

彩图 6-16-12 植入模型 -2

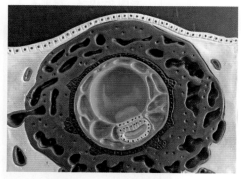

彩图 6-16-13 植入模型 -3

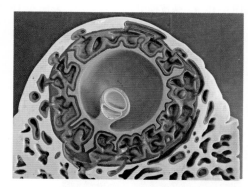

彩图 6-16-14 植入模型 -4

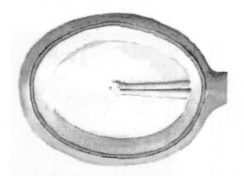

彩图 6-16-15 三胚层胚盘模式图

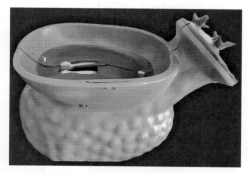

彩图 6-16-16 13 号模型 -1

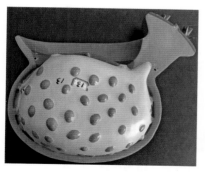

彩图 6-16-17　13 号模型 -2

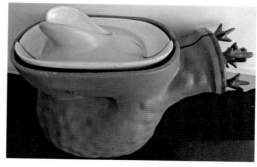

彩图 6-16-18　14 号模型 -1

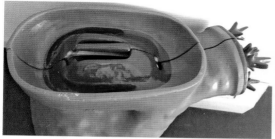

彩图 6-16-19　14 号模型 -2

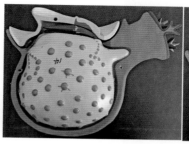

完整模型　　　　放大显示胚内体腔

彩图 6-16-20　14 号模型 -3

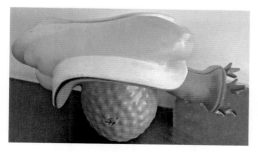

侧面观

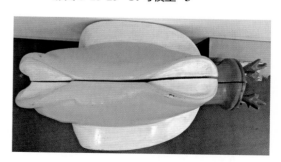

表面观

彩图 6-16-21　15 号模型 -1

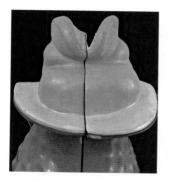

彩图 6-16-22　15 号模型 -2

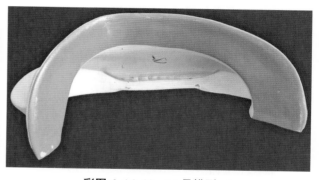

彩图 6-16-23　15 号模型 -3

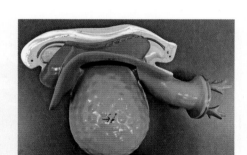

彩图 6-16-24　15 号模型 -4

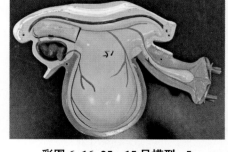

彩图 6-16-25　15 号模型 -5

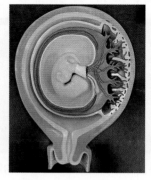

彩图 6-16-26　胎膜与
蜕膜模型

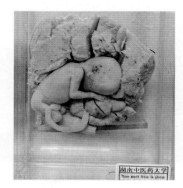

彩图 6-16-27　人胚标本

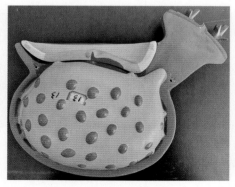

彩图 6-17-1　人胚模型 13

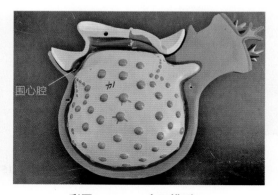

彩图 6-17-2　人胚模型 14

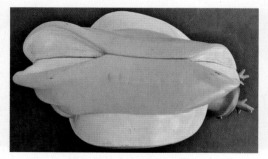

彩图 6-17-3　人胚模型 15-1

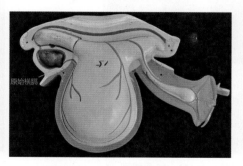

彩图 6-17-4　人胚模型 15-2

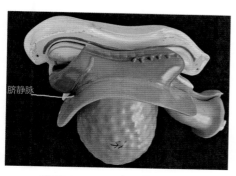
脐静脉

彩图 6-17-5　人胚模型 15-3

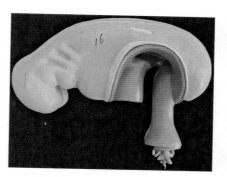

彩图 6-17-6　人胚模型 16-1

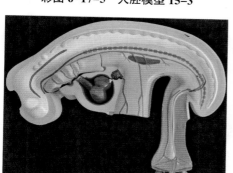

彩图 6-17-7　人胚模型 16-2

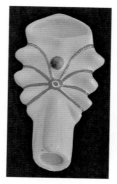

彩图 6-17-8　人胚模型 16-3（前肠头端腹面观）

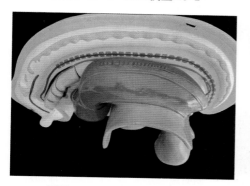

彩图 6-17-9　人胚模型 16-4

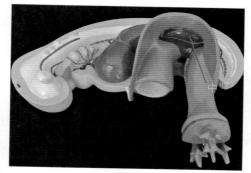

彩图 6-17-10　人胚模型 16-5

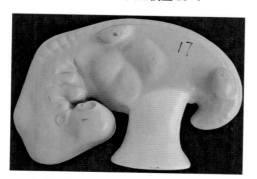

彩图 6-17-11　人胚模型 17-1

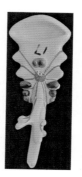

彩图 6-17-12　人胚模型 17-2（前肠头端腹面观）

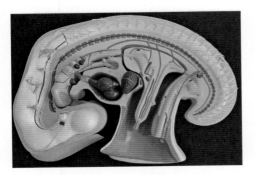

彩图 6-17-13　人胚模型 17-3

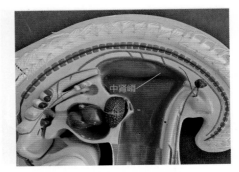

彩图 6-17-14　人胚模型 17-4

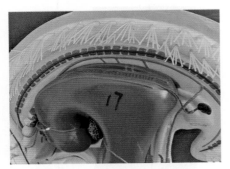

彩图 6-17-15　人胚模型 17-5

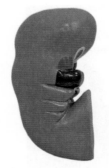
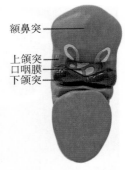

额鼻突

上颌突
口咽膜
下颌突

侧面观　　　　　　腹面观

彩图 6-17-16　胚胎头部模型 -1

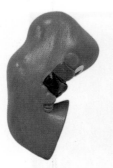
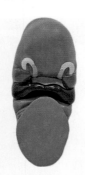

侧面观　　　　　　腹面观

彩图 6-17-17　胚胎头部模型 -2

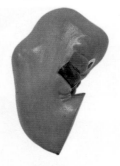
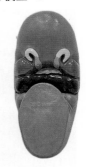

侧面观　　　　　　腹面观

彩图 6-17-18　胚胎头部模型 -3

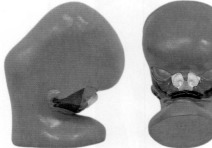

侧面观　　　　　　腹面观

彩图 6-17-19　胚胎头部模型 -4

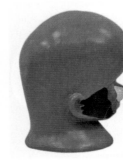
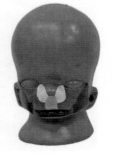

侧面观　　　　　　腹面观

彩图 6-17-20　胚胎头部模型 -5

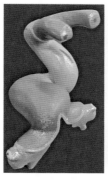

彩图 6-17-21　心
脏发生模型 -1

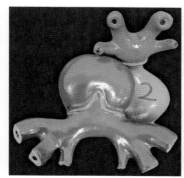

背面观

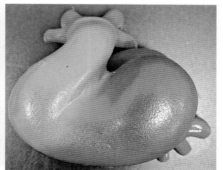

腹面观

彩图 6-17-22　心脏发生模型 -2

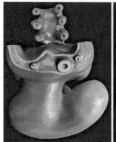

背面观

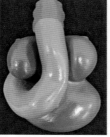

腹面观

彩图 6-17-23　心脏发生模型 -3

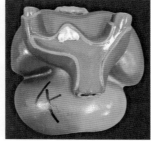

背面观

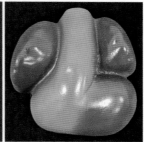

腹面观

彩图 6-17-24　心脏发生模型 -4

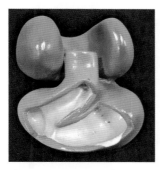

彩图 6-17-25　心脏发生模
型 -5（腹面观）

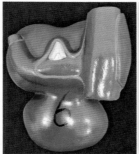

背面观

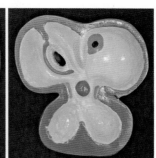

腹面观

彩图 6-17-26　心脏发生模型 -6

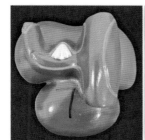

背面观

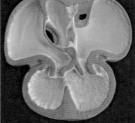

腹面观

彩图 6-17-27　心脏发生模型 -7

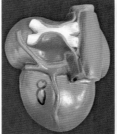

背面观

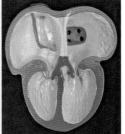

腹面观

彩图 6-17-28　心脏发生模型 -8

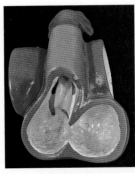

腹面观　　　　　　　　侧面观
彩图 6-17-29　心脏发生模型 -9

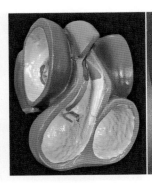

腹面观　　　　　　　　侧面观
彩图 6-17-30　心脏发生模型 -10

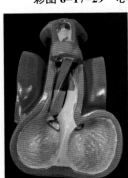

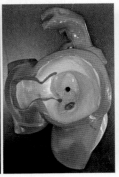

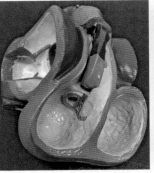

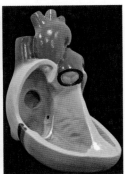

腹面观　　　　　　　　侧面观
彩图 6-17-31　心脏发生模型 -11

彩图 6-17-32　心脏发生模型 -12（右侧面观）

彩图 6-17-33　房间隔缺损模型 -1

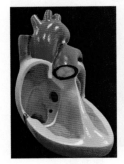

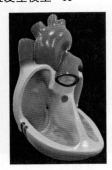

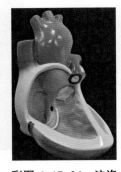

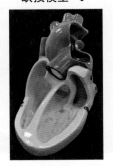

彩图 6-17-34　房间隔缺损模型 -2

彩图 6-17-35　室间隔缺损模型 -3

彩图 6-17-36　法洛四联症模型 -4

彩图 6-17-37　动脉导管未闭模型 -5

彩图 7-1-1　人口腔上皮细胞镜下图（10×40 倍）

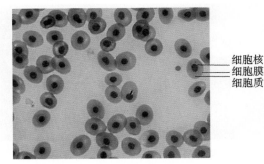

细胞核
细胞膜
细胞质

彩图 7-1-2　鱼红细胞镜下图（10×40 倍）

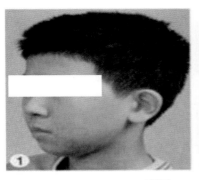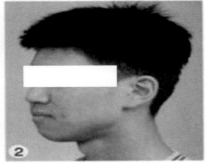

**彩图 8-1-1　耳垂性状**

1. 有耳垂型；2. 无耳垂型

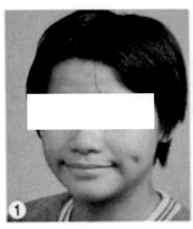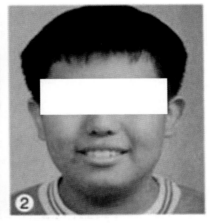

**彩图 8-1-2　酒窝性状**

1. 有酒窝；2. 无酒窝

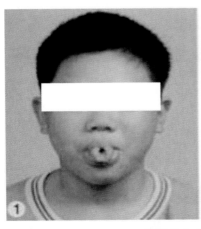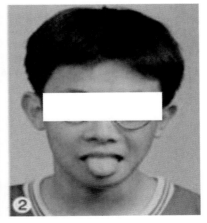

**彩图 8-1-3　卷舌性状**

1. 卷舌型；2. 非卷舌型

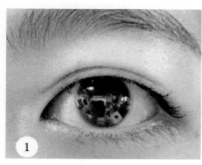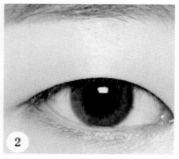

**彩图 8-1-4　眼睑性状**

1. 双眼皮；2. 单眼皮

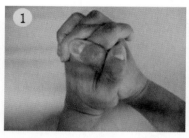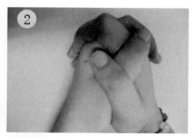

**彩图 8-1-5　扣手性状**

1. 右型；2. 左型

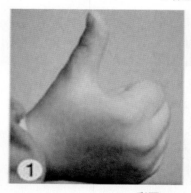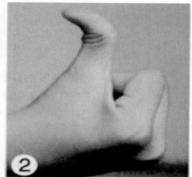

**彩图 8-1-6　拇指类型**

1. 拇指直型；2. 拇指过伸型

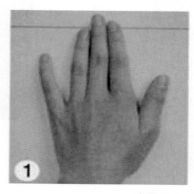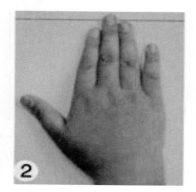

**彩图 8-1-7　环食指长**

1. 食指长；2. 环指长

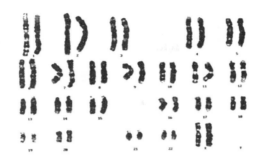

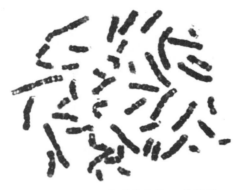

彩图 8-2-1　人类染色体 G 带核型

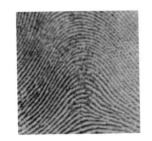

彩图 8-3-1　简单弓形纹（As）

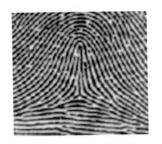

彩图 8-3-2　篷帐式弓形纹（At）

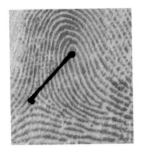

彩图 8-3-3　正箕或尺箕（右手）（Lu）

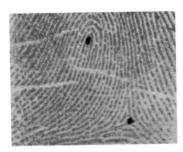

彩图 8-3-4　反箕或桡箕（右手）（Lr）

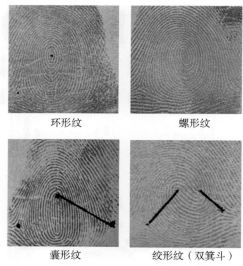

环形纹　　　　　　　　　螺形纹

囊形纹　　　　　　绞形纹（双箕斗）

**彩图 8-3-5　常见斗形纹类型**

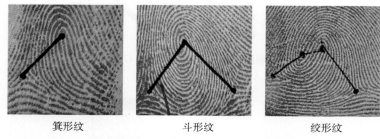

箕形纹　　　　　　斗形纹　　　　　　绞形纹

**彩图 8-3-6　指嵴纹计数方法示意图**

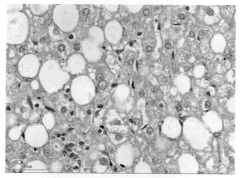

**彩图 9-1-1　肝脂肪变性**

肝细胞胞核被胞质内蓄积的脂滴压向一侧，
而成半月形，形似脂肪细胞

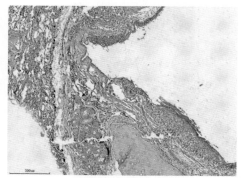

**彩图 9-1-2　支气管黏膜鳞状上皮化生**

可见支气管黏膜上皮细胞坏死脱落，
部分假复层纤毛柱状上皮由鳞状上皮取代

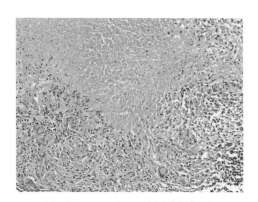

**彩图 9-1-3　淋巴结干酪样坏死**

镜下见一片无细胞结构、颗粒状的红色物质

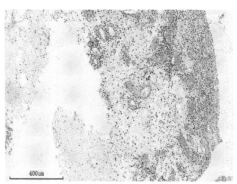

**彩图 9-1-4　肉芽组织（低倍镜）**

表面见炎性渗出物，其下有大量新生毛细血管

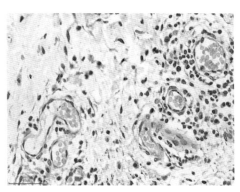

**彩图 9-1-5　肉芽组织（高倍镜）**

新生毛细血管管壁由单层内皮细胞构成，管腔内
可见红细胞；可见成纤维细胞和多种炎细胞

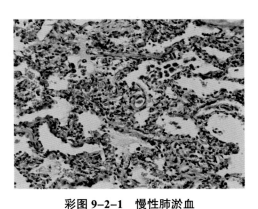

**彩图 9-2-1　慢性肺淤血**

肺泡壁毛细血管扩张、充血，肺泡腔内除有漏出
的水肿液、红细胞外，还可见大量吞噬含铁血黄
素的巨噬细胞（心衰细胞）

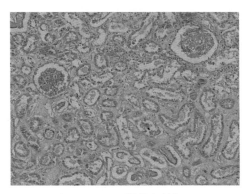

**彩图 9-2-2　肾贫血性梗死**

可见肾小球、肾小管凝固性坏死，细胞核消失，
但组织轮廓尚保存

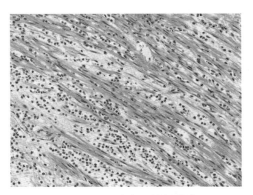

**彩图 9-3-1　蜂窝织性阑尾炎**

大量中性粒细胞浸润于阑尾肌层

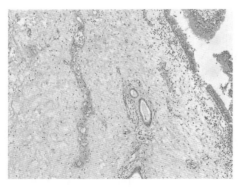

**彩图 9-3-2　炎性息肉**

可见黏膜上皮、腺体和肉芽组织增生，并伴有
淋巴细胞和浆细胞浸润

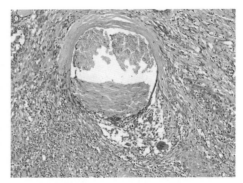

**彩图 9-3-3　异物肉芽肿**

异物周围为数量不等的巨噬细胞、异物巨细胞、
淋巴细胞和成纤维细胞等，形成结节状病灶

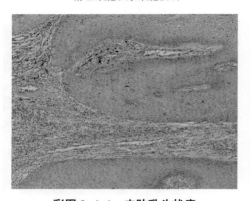

**彩图 9-4-1　皮肤乳头状瘤**

肿瘤实质为表面增生的鳞状上皮，乳头中心是
由血管及纤维组织构成的肿瘤间质，细胞形态
异型性小

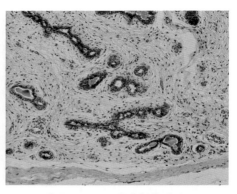

**彩图 9-4-2　乳腺纤维腺瘤**

肿瘤周围可见纤维包膜；肿瘤由大量增生的纤
维组织和分散的乳腺"导管"（或腺管）所组成，
增生的纤维组织压迫推挤腺管，呈分枝裂隙状；
增生的纤维和导管上皮细胞无明显异型性

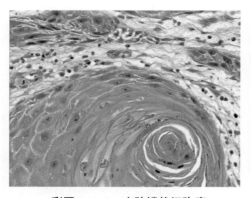

**彩图 9-4-3　皮肤鳞状细胞癌**

癌巢由分化较好的似鳞状细胞的癌细胞构成，有的
可见细胞间桥，癌巢形成大小不等的圆形或椭圆形
的角化珠；癌巢之间为纤维结缔组织，炎细胞浸润

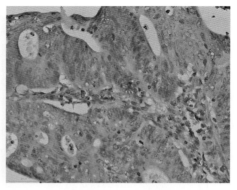

**彩图 9-4-4　肠腺癌**

癌细胞排列成腺体状，腺体染色深，大小形态不规
则，排列紊乱；癌细胞不规则排列成多层，异型性
明显；核的排列方向紊乱，病理性核分裂增多

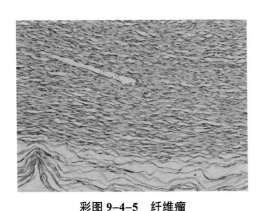

**彩图 9-4-5　纤维瘤**

瘤组织分化较成熟，纤维束纵横交错，呈编织状排列，其间有少许血管；瘤细胞核细长而深染，与正常纤维细胞相近似

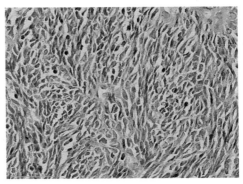

**彩图 9-4-6　纤维肉瘤**

瘤细胞丰富而胶原纤维相对较少，瘤细胞束状排列成"人"字形、"羽毛形"或"鱼骨状"结构；瘤细胞异型性较明显，核大，深染，核／浆比例增大，有病理性核分裂象

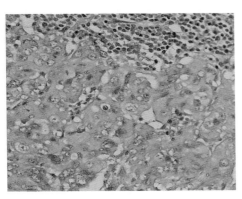

**彩图 9-4-7　淋巴结转移癌**

转移的癌细胞异型性明显，核大，可见病理性核分裂象

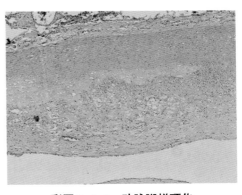

**彩图 9-5-1　动脉粥样硬化**

表层为纤维帽，其下可见泡沫细胞，深层为坏死物质、脂质和胆固醇结晶

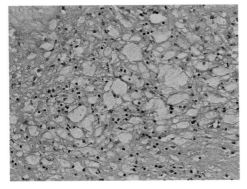

**彩图 9-5-2　泡沫细胞**

泡沫细胞体积大，圆形或椭圆形

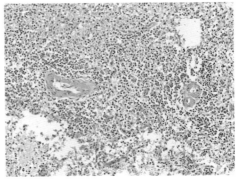

**彩图 9-5-3　高血压之脾细动脉玻璃样变**

脾细动脉管壁增厚呈均质红染状，管腔狭窄

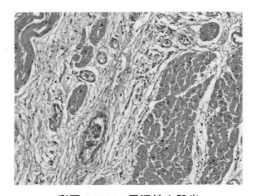

**彩图 9-5-4 风湿性心肌炎**

心肌间质水肿，血管周围可见大量风湿细胞

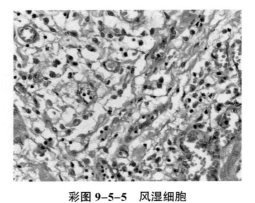

**彩图 9-5-5 风湿细胞**

风湿细胞体积大，圆形，胞质丰富。核体积大，圆形或椭圆形，核膜清晰，染色质集中于中央，核的横切面似枭眼状（红色箭头），纵切面呈毛虫状（蓝色箭头）

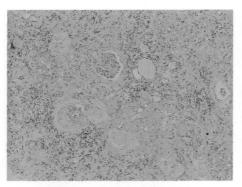

**彩图 9-5-6 颗粒性固缩肾**

肾小动脉纤维化，管腔狭窄，部分肾小球发生纤维化及萎缩，部分肾小球代偿性肥大

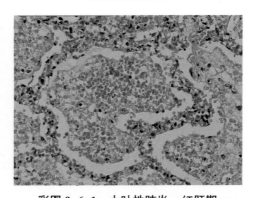

**彩图 9-6-1 大叶性肺炎 – 红肝期**

肺泡腔内充满渗出的纤维素和红细胞，肺泡壁毛细血管扩张充血

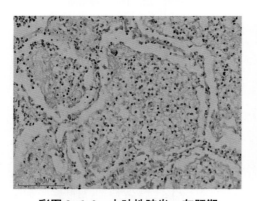

**彩图 9-6-2 大叶性肺炎 – 灰肝期**

肺泡腔内充满渗出的纤维素和中性粒细胞，肺泡壁毛细血管受压变窄

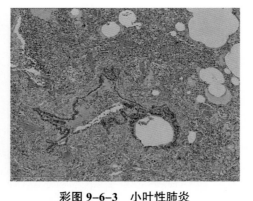

**彩图 9-6-3 小叶性肺炎**

病灶实变的肺组织，中央为病变的细支气管，管腔内及周围肺泡腔内充满以中性粒细胞为主的炎性渗出物

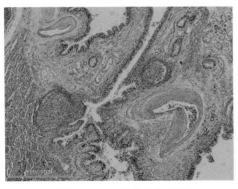

**彩图 9-6-4  慢性支气管炎**

病变支气管管壁增厚，增生的黏膜突向管腔，黏膜下腺体增生，浆液性上皮发生黏液腺化生，间质内大量淋巴细胞及浆细胞浸润，管壁平滑肌束增生、肥大

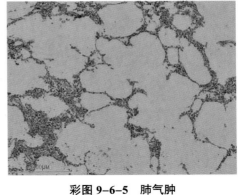

**彩图 9-6-5  肺气肿**

肺泡明显扩张，肺泡间隔变窄、断裂，相邻肺泡融合成较大囊腔

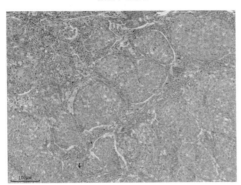

**彩图 9-6-6  肺鳞状细胞癌**

癌组织在间质中浸润性生长，可见大量癌巢

**彩图 9-7-1  胃溃疡**

溃疡底部由内向外分为四层：炎性渗出层、坏死组织层、肉芽组织层、瘢痕层

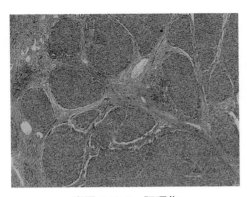

**彩图 9-7-2  肝硬化**

纤维组织分割原来肝小叶并包绕成大小不等的圆形或类圆形的肝细胞团形成假小叶，假小叶内中央静脉常缺如、偏位

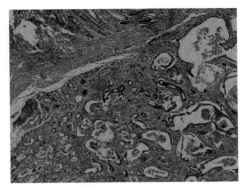

**彩图 9-7-3  胃腺癌**

癌组织由大小不等、形状不规则、染色较深的腺腔（癌巢）组成，相邻腺体有共壁、背靠背现象，癌组织大部分浸润至黏膜下层及肌层，此为胃管状腺癌

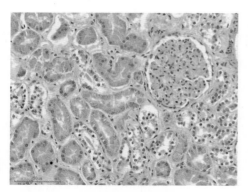

**彩图 9-8-1 急性弥漫性增生性肾小球肾炎**

肾小球体积增大，细胞数量增多；毛细血管腔狭窄甚至闭塞，肾球囊变窄

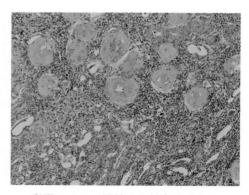

**彩图 9-8-2 慢性硬化性肾小球肾炎**

肾小球玻璃样变和硬化，肾小管萎缩。间质炎细胞浸润，纤维少量增生，小血管硬化

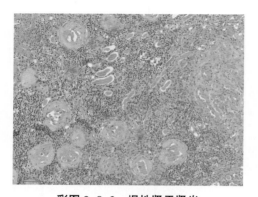

**彩图 9-8-3 慢性肾盂肾炎**

肾间质大量淋巴细胞、浆细胞浸润，间质明显纤维化；肾小管坏死、萎缩，少量肾小管扩张，可见蛋白质管型；肾小球玻璃样变

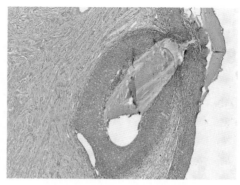

**彩图 9-9-1 子宫颈原位癌累及腺体**

异型细胞占据宫颈上皮全层并累及腺体，但未突破基底膜

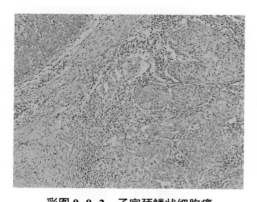

**彩图 9-9-2 子宫颈鳞状细胞癌**

癌细胞突破基底膜向深部浸润性生长，成巢状或条索。癌细胞异型性明显；间质内较多炎细胞浸润

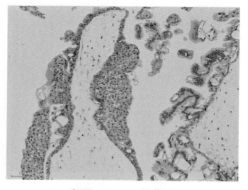

**彩图 9-9-3 葡萄胎**

绒毛高度水肿，绒毛间质内血管消失，滋养层细胞增生

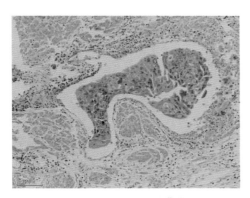

**彩图 9-9-4　绒毛膜癌**

子宫肌层内可见癌巢，巢内可见似细胞滋养层细胞和似合体细胞滋养层细胞的两种瘤细胞，细胞异型性明显，肿瘤内无间质和血管

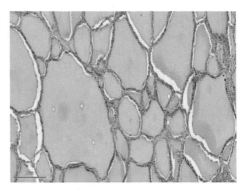

**彩图 9-10-1　弥漫性非毒性甲状腺肿（胶质贮积期）**

可见多个大小不等的滤泡，滤泡腔高度扩张，腔内充满胶质，滤泡上皮受压变扁，间质无明显异常

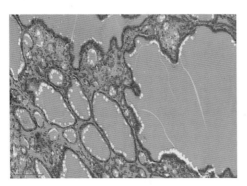

**彩图 9-10-2　弥漫性毒性甲状腺肿**

滤泡呈弥漫性增生，可形成乳头，滤泡腔内充满胶质，边缘有大小不等的吸收空泡，部分滤泡腔甚小，其内无或有少量胶性物质

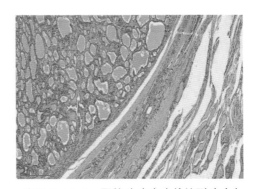

**彩图 9-10-3　甲状腺腺瘤（单纯型腺瘤）**

瘤组织与正常甲状腺间有包膜分隔，瘤组织由大小一致、排列拥挤、内含胶质、与成人正常甲状腺相似的滤泡构成

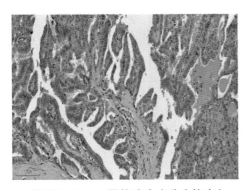

**彩图 9-10-4　甲状腺癌（乳头状癌）**

乳头分支多，乳头中心有纤维血管间质（真乳头），间质内常见呈同心圆状的钙化小体（砂粒体），乳头上皮呈单层或多层，癌细胞分化程度不一，核染色质少，常呈透明或毛玻璃状，无核仁

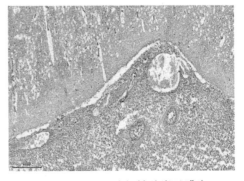

**彩图 9-11-1　流行性脑脊髓膜炎**

脑实质表面软脑膜血管扩张、充血，蛛网膜下腔内见大量中性粒细胞浸润

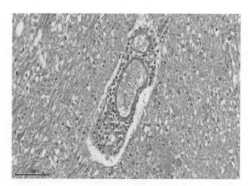

**彩图 9-11-2　流行性乙型脑炎时袖套状浸润**

淋巴细胞、单核细胞围绕血管周围形成袖套状浸润

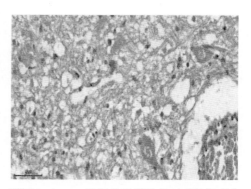

**彩图 9-11-3　流行性乙型脑炎时噬神经现象**

小胶质细胞或中性粒细胞进入神经细胞内

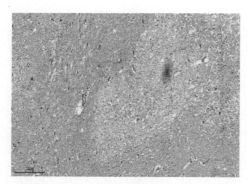

**彩图 9-11-4　流行性乙型脑炎时筛状软化灶**

脑组织内见淡染的境界清楚的镂空筛网状病灶，病灶内为液化性坏死的神经组织碎屑和吞噬细胞

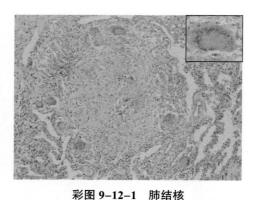

**彩图 9-12-1　肺结核**

结核结节中可见上皮样细胞、朗汉斯巨细胞及淋巴细胞等，右上插图为高倍镜下的朗汉斯巨细胞

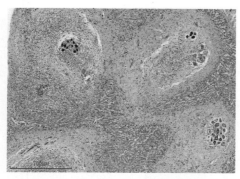

**彩图 9-12-2　管道型肝硬化**

汇管区可见钙化的虫卵及慢性虫卵结节，伴大量纤维组织增生